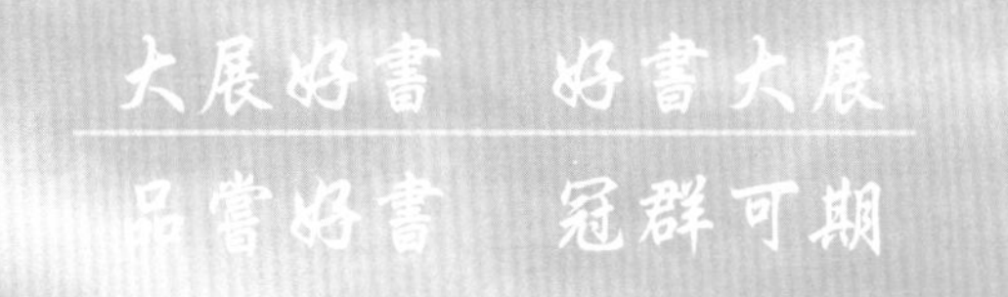
大展好書　好書大展
品嘗好書　冠群可期

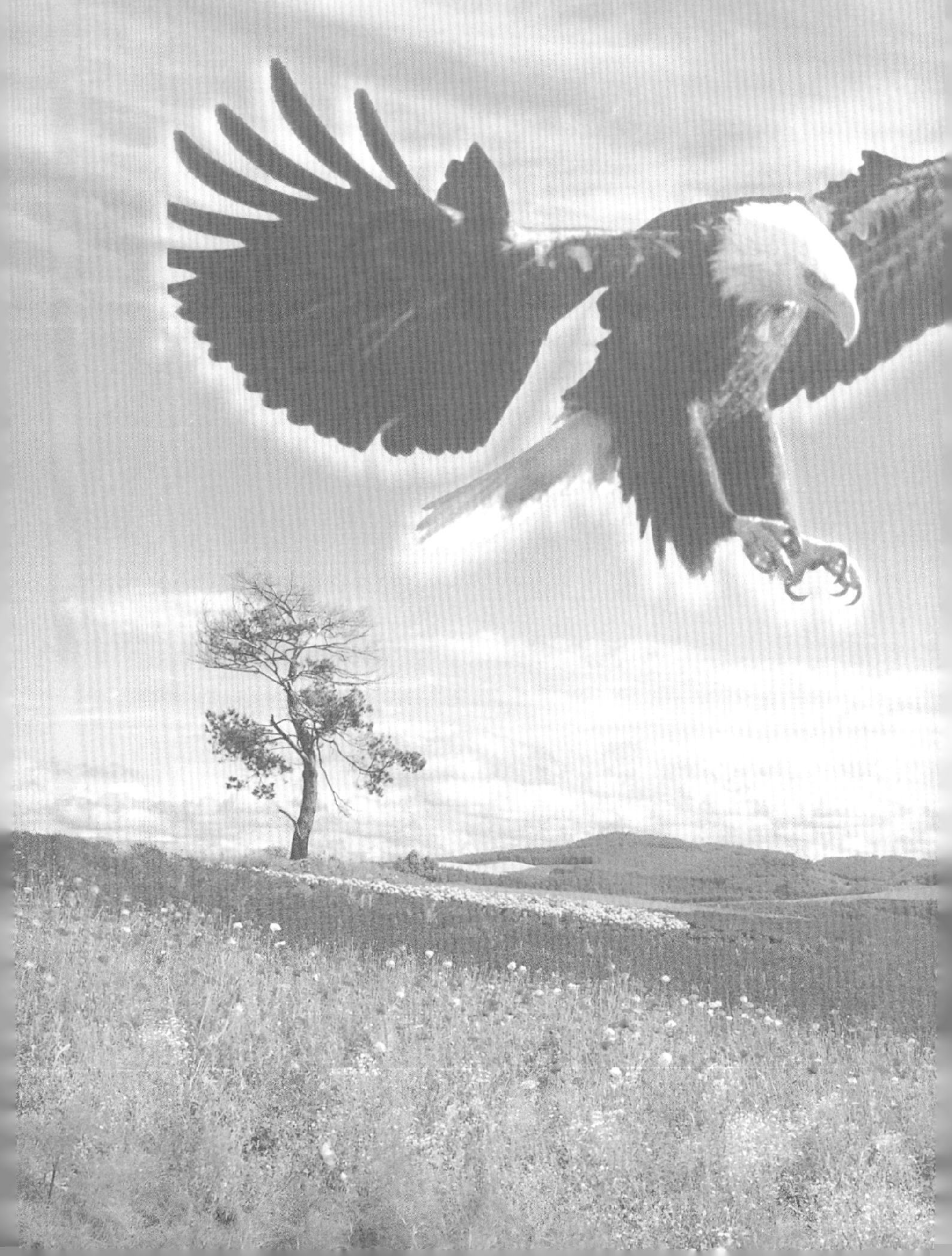

大展好書　好書大展

品嘗好書　冠群可期

健康加油站33

提升免疫力戰勝癌症

范曉清　主編

〈戰勝癌症靠自己〉

大展出版社有限公司

世界衛生組織癌症顧問委員會曾提出：1/3的癌症是可以預防的；如果早期診斷，1/3的癌症是可以治癒的；1/3的癌症經過治療是可以減緩症狀、延長患者生命的。這說明人類在癌症面前並不是無能為力。

誘發癌症的因素是多方面的，本書著重從免疫力方面入手，認為提升免疫力是戰勝癌症的惟一法寶，分別從心理狀態、生活方式、有氧運動、睡眠、飲食、氣功等方面論述了影響人類免疫力的各種因素，為廣大讀者提供了全方位的提升免疫力的方案。

本書的一大特色就是，在正文之後，還附有「西醫治療癌症」和「中醫治療癌症」內容。為癌症患者提供了各種參考治療方法和治療藥物，患者可以根據自己的實際情況，選擇合適的治療手段。

本書實用性和操作性都面面俱到，既是普通讀者提升免疫力、預防癌症的貼心專家；也是癌症患者改善病情、治療癌症的得力助手。

前　言
——莫等失去才珍惜

有這樣一個傳說，上天派天使到人間來幫助那些患有各種疾病的人。但天使來到人間後，卻不知該如何幫助那些處在疾病折磨中的人們。因為，天使從來沒有得過疾病，所以它不知道失去健康的人們最需要的是什麼。於是，上天就讓這個天使患上了白血病，她從此就開始了為拯救自己、也為拯救飽受疾病折磨的世人的奔忙。

這個傳說是一位白血病患者自己創作出來的，他在自己與疾病作抗爭的同時，開創了為其他癌症患者提供幫助的「陽光骨髓」專案，他稱自己為「陽光天使」。他之所以設想出這樣一個傳說，是為了尋求一種心理的平衡，一種精神的支援。

但從這個故事中，我們也可以看出，健康的人們往往是很容易忽視各種疾病的存在，而只有那些失去健康的人才會痛心疾首地尋求治療疾病、重返健康的方法。

人們都曾有這樣的經驗和體會：一件自己使用已久的物品，可能已經習慣了它默默地為你服務，所以就不會留意它的存在，如房間裏的一張桌子，一盞燈，一只水杯，甚至一雙筷子，然而忽然有一天，這樣東西沒有了。你才發現，少了它的存在，你的生活不再是如此的順理成章了，你需要重新操辦一套此類物品，生活才能回復正常。

又比如剛剛走上工作崗位的畢業生。在學校與同學朝夕相伴，難免磕磕絆絆，可是只有在畢業後、分離後，慢慢回憶、細細品味，才發覺與同學一起度過的那段時光是如此的美好。就連那些小小的不愉快，也成了生活的調味劑、增色劑。現在，大家各人為自己的生活、工作而奔忙，可能再難有相伴相隨的那一天了，那份感情也只能放在心裏，慢慢地體味了。

是啊，有的東西可以在失去後重新操辦，有的卻是難以再度擁有。健康，就是一種失去後很難再度擁有的寶貴財產。所以，珍惜現在擁有的健康，並不斷地提升自身的免疫力，預防各種疾病的發生，是至關重要的。不要等到失去了，才千方百計地尋求重新獲得健康的辦法。

本書從影響免疫力的各個方面入手，為讀者提供了多種切實可行的提升免疫力的方法，相信會為你的健康，甚至戰勝癌症，助上一臂之力，不妨試試哦！

本書由范曉清主編，參加編寫的有蕭俊香、張漪萍、張廣榮、汪世英、張雪菲、范婭婭，書中不足之處，請廣大讀者指正。

作者

目　　錄

知己知彼，方能立於不敗；這是盡人皆知的古代軍事格言。現在拿來用於防治癌症同樣有指導意義。癌細胞的產生並非偶然，是多種不利因素長期侵蝕機體使然。我們只有瞭解這些「不利因素」，防治癌症，遠離癌症，乃至戰勝癌症就不是一句空話！

古代的思想家、醫學家告誡我們：防患於未然！不治已病治未病！可是我們對這樣「一針見血」的告誡，是否記住了呢？如果眞是做到了這點，難道還會出現如此衆多的癌症患者嗎？讓我們趕緊記起古代先哲們的另一句「箴言」：亡羊補牢，猶未晚也！

第三章　人體免疫力 …………………………………… 73

所謂免疫力者，人體防禦、戰勝疾病的天然屏障！培固、增強、修復我們的免疫系統，提升我們的免疫力，這是防禦、戰勝疾病的惟一法寶。尤其是當面對危害健康的最大敵人——惡性腫瘤，更是如此。

第四章　心理狀態影響免疫力 ……………………… 93

《黃帝內經》曰：精神內守，病安從來？！平和、大度的心理狀態，可以使機體保持最佳的功能。許多百歲老人的養生經驗都證實了——控制「七情」不使其「氾濫」，是健康的基礎，當然也是擁有良好免疫力的基礎。

第五章　生活方式對免疫力的影響 …………… 104

同樣是《黃帝內經》所說：起居有常，不妄作勞……度百歲乃去。所謂「起居有常」就是我們說的健康生活方式。有序、良好的生活方式，是機體保持正常新陳代謝的條件，也是免疫力得以增強的條件。

第六章　有氧運動有效增強免疫力 …………… 119

人們都知道「生命在於運動」的格言，其實更準確的說法是：生命在於有氧運動。國外有專家研究證實：整天從事「運動」的職業運動員們，其平均壽命甚至不如一般人群。因此，選擇正確的運動方式，尤為重要。

第七章　良好睡眠是天然免疫力

「寧可一日無食，不可一日無睡」！宋代的一位養生家甚至說：不覓仙方，覓睡方。我們這裏以「良好睡眠是天然免疫力」為題，無非是繼承了古代養生家的思想。如果眞能做到，被惡性腫瘤困擾的機率將會少之又少。

第八章　合理營養提升免疫力

中醫有「藥補不如食補」的說法。民間有言：人是鐵，飯是鋼。中醫講陰陽氣血，西醫講免疫力；如果離開飲食而論，皆成無源之水，無本之木。現代營養學雖強調食物包含七大營養素，但關鍵在於合理攝取。

同「不覓仙方覓睡方」的道理一樣，我們在這裏提出：不覓藥方覓食方！一套合理的飲食方案，幾個對症的食療方，足以抵得上形形色色的醫療手段和藥物治療。

本章針對比較常見的十大癌症（依次為胃癌、肝癌、肺癌、食管癌、腸癌、白血病、宮頸癌、鼻咽癌、乳腺癌、胰腺癌），介紹一些具有防癌抗癌作用的食療方。

附錄A　西醫治療癌症 ……………………………… 261

西醫治療癌症大多簡明扼要，出手便是重拳。如若是惡性腫瘤，只要探明，強調「斬草除根」，免除後患，故手術治療是為根本。再輔以放療、化療，務求一戰而勝。

附錄B　中醫治療癌症 ……………………………… 279

中醫治療強調「治本」，本固方能「禦敵」。惡性腫瘤的目標直指機體臟腑，下手便是摧毀根基。故治本的重要性在治療癌症的過程中尤顯重要。另外，大多數患者，先期手術、放化療之後，體質多已虛弱不堪，此時更需要適當的中醫調理。

第一章
致癌因素面面觀

近些年來，癌症常常出現在人們的現實生活中，嚴重威脅著大眾健康。在台灣每年約有 4 萬人死於癌症，躍居第一位，心臟疾病、腦血管疾病居第二、三位。人們對癌症存在一種普遍的恐懼心理。其實，癌症雖然難治，卻並不像某些人想像的那樣為「不治之症」。誘發癌症的因素很多，外界致病因素包括物理因素、化學因素、生物因素及菸酒、空氣、飲食、飲水、性生活等；內部致病因素主要有遺傳因素、內分泌因素和免疫因素。

在這些內外因素的共同作用下，癌症才得以發生。瞭解了這些致癌的因素，就可以提前預防，防患於未然。

一、關於癌症的概念

「癌症」一詞是由拉丁語 Karkinos 演變來的，本義為「螃蟹」，形象地表現出癌症張牙舞爪的生長勢頭。它是指人體器官細胞在各種致病因素的作用下，發生基因突變，產生癌細胞，並由此導致的一組全身性疾病。常見的癌症包括食道癌、胃癌、肺癌、結腸癌、肝癌、膀胱癌、乳腺癌、宮頸癌、皮膚癌等。

細胞核中含有的基因和染色體可以遺傳，因此，當一個細胞裂變為兩個子細胞時，新的細胞就會具有相同的結構和功能。突變了的細胞在繁殖時會按錯誤的資訊複製出異常的子細胞。當細胞出現癌樣病變，就會繁殖出癌細胞。當體內不具備癌細胞生存條件時，它會很快死亡。如果體內具備癌細胞生長繁殖的條件，或人體的免疫系統不能將這些癌細胞殺死，它們就會不斷增殖。

病變後產生的癌細胞喪失了原來的功能和狀態，大小形狀很不一致，它們進行著無休止地異常增殖，逐漸形成腫塊，同時癌細胞還不斷向其他組織侵襲和轉移，擴大其生長繁殖的領地，將病變帶到全身各處，並對各重要機體器官進行破壞，致使各器官衰竭，最後是死亡降臨。

習慣上，人們都把「癌」與惡性腫瘤劃上等號。從醫學上講，來源於人體上皮組織——皮膚、內臟黏膜、分泌腺等的惡性腫瘤才能稱為癌，如皮膚癌、胃癌、肺癌、甲狀腺癌等；來源於上皮以外如骨、肌肉、軟組織等的惡性腫瘤稱為肉瘤，如骨肉瘤、脂肪肉瘤、軟組織肉瘤等；來源於淋巴、造血組織的惡性腫瘤則稱為白血病、惡性淋巴瘤、惡性組織細胞病等。

二、良性腫瘤與惡性腫瘤

腫瘤是指人體正在發育或已發育成熟的正常細胞、在各種不良因素的長期作用下，出現異常增生而形成的新生物，常常表現為局部的腫塊。腫瘤細胞生長較為迅速，不受新陳代謝規律的約束，它對周圍的組織器官起壓迫和破壞作用。

腫瘤的良性與惡性是根據腫瘤的形態表現、腫瘤細胞的分化程度、生長速度、侵襲能力、擴散方式和對機體的影響等劃分的。

一般來說，良性腫瘤的細胞分化較成熟，細胞核少見或沒有分裂現象，腫瘤多邊緣清晰，一般為局部性生長，生長緩慢且可以間斷生長，可壓迫正常組織。而惡性腫瘤通常分化不成熟，多為異型及不成熟細胞，多見細胞核分裂現象，包膜不完整或無包膜，浸潤性（不規則性）生長，與周圍正常組織交界不清，且生長迅速，對正常組織起侵蝕、壓迫和破壞作用。

良性腫瘤很少發生壞死、出血現象，不會發生轉移，也很少復發，有局部壓迫和阻塞症狀，除生長在要害部位或壓迫重要器官的腫瘤外，一般對機體影響不大。而惡性腫瘤常見壞死、出血及潰瘍病變，容易發生轉移，復發情況較多，除局部壓迫和阻塞症狀外，還會破壞組織引起出血、感染。惡性腫瘤無論生長在何處，若治療不徹底，都可能危害生命。

正確區分良性腫瘤和惡性腫瘤，有助於對其進行準確診斷和及時治療。如果把良性腫瘤當成惡性腫瘤來治，就會在身體、精神和經濟等各方面增加病人不必要的負擔和痛苦。如果將惡性腫瘤當成良性腫瘤來治，則很可能延誤治療的最佳時期，加重病情，或者因治療不徹底而造成腫瘤復發、轉移等。

三、癌細胞的產生

瞭解正常細胞是如何轉化為癌細胞的，對研究和防治癌症有重要意義。但目前國內外、中西醫關於癌細胞產生的機理尚未形成定論。

西醫關於癌細胞產生主要有兩種學說。

1. 體細胞突變學說

認為各種致癌物質作用於細胞核中的遺傳物質（即DNA），或者外來基因（如腫瘤病毒基因）滲入正常細胞的基因，使正常細胞的基因發生改變。於是，這些細胞繁殖出的子細胞就不同於原來正常的子細胞。如果在基因改變中產生了癌樣的新細胞，這種細胞產生的子細胞就是癌細胞。

2. 基因失調學說

否認癌症的發生是由於體細胞基因的改變，認為是由細胞基因的調控失常造成的。關於基因失調引起細胞癌變這一說法，其致癌因素又有病毒致癌、化學致癌和放射性致癌幾種不同假說。

(1)病毒致癌

認為腫瘤病毒的遺傳物質（如腫瘤病毒基因）整合到正常細胞的遺傳物質上，使被整合的細胞發生癌變。另一種說法認為腫瘤病毒早已存在，只是處於抑制狀態，在一定的因素作用下被激活，從而表現為細胞的癌變。

(2)化學致癌

各類化學物質本身並沒有直接的致癌作用，而是在體內經過一系列的代謝過程，形成致癌物質，引起細胞癌變。

(3)放射性致癌

放射線的電離作用，可能引起細胞遺傳物質 DNA 的損傷，或者僅引起遺傳基因的「表現」改變。有些放射性物質只是激發腫瘤病毒或化學致癌物質的致癌作用，它本身並無直接致癌的作用。

中醫主要從內因和外因上看癌症的產生。

(1)內 因

即七情之傷和臟腑虛虧。七情指喜、怒、憂、思、悲、恐、驚。七情太過或不及，都會引起氣血運行和臟腑功能的失調，從而導致經絡不暢，出現癌腫。若五臟六腑功能正常，則對外界的致病因素能起到很好的防禦作用。若臟腑虛虧，功能失調，則可以引起氣血經絡紊亂，從而導致癌症出現。

(2)外 因

即外邪侵襲和飲食因素。外邪指化學、物理、生物學致癌因素及六淫邪氣、流行疫癘邪毒等。人體久被外邪所犯，就會成病。飲食方面，大量食用煎炒烹炸、味厚油膩的食物及魚腥乳酪、暴飲暴食等均能誘發正常細胞的癌變，導致癌症的發生。

四、癌症致病的物理因素

致癌作用的物理因素有很多，其中電離輻射、紫外線照射、熱輻射有直接致癌作用。創傷及長期反覆性刺激等，可以協同促進其他致癌物質的致癌作用。對人體影響比較大的一些物理致癌因素包括各種放射性物質、日光和紫外線及電磁波等。

1. 放射性物質

據相關調查資料，在距日本廣島、長崎的原子彈爆炸中心 1000 公尺內的居民，癌症發病率比一般居民高 20 倍，白血病患病率比一般人高出 65 倍；經常接觸放射性同位素鐳、釷的人員易患骨肉瘤、軟骨肉瘤、白血病；鈾礦工人的肺癌死亡率比普通人群高數十倍。

據美國統計資料，接觸放射性物質的工作者患白血病的人數高出一般人 8～10 倍。

2. 日光及紫外線

俗話說「萬物生長靠太陽」。沒有太陽，就沒有生命。紫外線是太陽發射出的一種很短的電磁波。適量的紫外線對人類及其他生物的生長起著不可替代的作用。但長期及過度的陽光照射及紫外線照射具有致癌作用。一般多發生在易感人群身上，且常常發生在人體裸露的部位。

在上午 10 點至下午 3 點之間到達地面的紫外線占全天總量的 60%，此時導致的皮膚癌約占 85%。這是由於在紫外線照射的作用下，皮膚內部產生的過量自由基（破壞人體正常功能的「壞分子」）能與細胞中的某些化學物質發生反應，從而破壞皮膚細胞組織，產生皺紋，同時削弱 T–淋巴細胞的活力，降低人體的抗病能力。皮膚細胞的損傷，可使細胞出現異常增生，形成癌腫。

3. 電磁波

各種家用電器及電子產品，放射出的電磁波可以干擾人體正常的生理功能。

在高壓線上的工作者，其血壓、脈搏、體溫都會受到影響，附近的居民可能出現頭暈耳鳴、記憶力減退等現象；複印機工作時，可產生致癌物質臭氧；無碳複印紙中含有多氯聯苯和甲醛等致癌物質；電腦、電視的終端顯示幕可產生輻射，尤其是彩色電視還能產生一種有致癌毒性的化學物質；近幾年流行的手機在給人們的生活帶來方便的同時，也存在較大的隱患。當手機將聲音轉化為高頻電磁波發射出去時，電磁波對人腦造成了傷害。

五、癌症致病的化學因素

化學因素也是致癌的重要因素。多數可疑或確定的化學致癌物質與工業生產有一定的關係。常見的可致癌的化學物質有亞硝胺、苯並芘、黃麴黴素及某些染料色素和某些金屬物質等。其中亞硝胺、苯並芘、黃麴黴素號稱「三大強致癌劑」。

1. 亞硝胺

這是一種具有較強致癌性的化學物質，能引起消化系統、腎臟等多處臟器的腫瘤，其中以食道癌和肝癌多見。天然食品中亞硝胺含量較低，常見的亞硝胺含量較高的食品有：醃製鹹菜、熟肉製品、酒類（包括啤酒和白酒）。一些蔬菜（如菠菜、蘿蔔、薺菜、萵苣、茄子等）中含有較高的硝酸鹽成分，在與蛋白質代謝後產生的胺類物質結合後，可轉變為亞硝胺。同時又由於這些蔬菜中含有大量的可抑制亞硝胺合成的維生素 C，所以，一般不會對人體構成危險。

2. 苯並芘

這是煤焦油中的主要致癌成分，吸入體內可引起肺癌，塗抹在皮膚上能引起皮膚癌，皮下注射則可誘發肉瘤。這種物質廣泛存在於煤油、煤炭、瀝青、汽油、內燃機的廢氣和香菸燃燒及以煙燻製肉類的過程中。

3. 染料色素

胺苯及胺苯類化合物是一種染料，可誘發膀胱癌。近幾年染髮成為時尚，但染髮劑中含有某些致癌的化學物質。使用染髮劑會使患皮膚癌、腎癌、膀胱癌、血癌的危險性增加。使用染髮劑的時間越長，患白血病和淋巴瘤的危險性就會越大。

「奶油黃」過去常被用作人工奶油、飲料和糖果的增色劑，後因發現其可誘發肝癌而禁用。

4. 金屬致癌物質

某些金屬，如鉻、鎳、砷等，都可誘發多種癌症。據相關報導，長期接觸鉻類金屬的工人易患肺癌。砷類化合物多存在於殺蟲劑中，可引起慢性中毒，以致誘發肺癌。

六、癌症致病的生物因素

常見的能誘發癌症的生物因素有病毒、霉菌、寄生蟲及某些天然食品中的致癌物等。

1. 病　毒

經動物實驗和人體癌組織的分離研究發現，病毒可誘發多種癌症，如鼻咽癌、肝癌、宮頸癌、白血病和淋巴瘤等。人類癌症中有 50%是由病毒引起的。

常見的與某些惡性腫瘤有關的病毒有 EB 病毒、人疱疹病毒、乳頭狀瘤病毒、B 型肝炎病毒、B 型病毒、C 型病毒、人類 T 細胞白血病病毒 I 型、人類免疫缺陷病毒等。其中 EB 病毒可能與伯基特淋巴瘤及鼻咽癌有關，對此目前尚有爭議；人疱疹病毒 II 與宮頸癌有關，人疱疹病毒 IV 與淋巴瘤和鼻咽癌有關，B 型病毒與乳腺癌有關，C 型病毒與白血病關係密切。研究發現病毒性肝炎（如 B 型肝炎病毒和 C 型肝炎病毒）也可誘發肝癌。

2. 霉　菌

真菌污染也與某些腫瘤有密切的關係。常見的黃麴黴素就是一種公認的強致癌物質，即使小劑量的黃麴黴素也有很強的致癌作用，可誘發肝癌及腎、肺、胃、皮下組織的腫瘤。富含碳水化合物的食物在高溫、潮濕的條件下可產生黃麴黴素。在霉變的玉米、花生、大豆、大米中黃麴黴素的含量較高。

3. 寄生蟲

中華分支睾吸蟲可誘發原發性膽管細胞癌，這可能是與蟲體的機械刺激及蟲體產生的有害代謝物質有關。在日本的血吸蟲流行地區，患直腸癌和肝癌的比例較高，這可能與蟲體、蟲卵對腸黏膜上皮潰瘍的反覆刺激及慢性炎症、食品中的致癌物等有關。

4. 植物性食品中的致癌物質

近年來，自然食品受到人們更多的青睞，但這些來自大自然的食品也不是絕對安全的，某些自然食品中含有致癌性的物質。如蕨類中的單寧酸類、莽草酸，香菜、芹菜根中的補骨脂，檳榔中的檳榔素，香料及調味品中的黃樟素、二氫黃樟素、香豆素等都具有致癌性。

七、癌症致病的遺傳因素

腫瘤主要是由環境因素引起的，但越來越多的腫瘤流行病學調查資料顯示，遺傳在許多成人惡性腫瘤中也起著一定的作用。許多資料證明癌症具有家族聚集現象，有的家族會連續二三代出現癌症患者。親屬中有癌症患者的人患癌的可能性要比別人高 3～5 倍。這可能是由於癌症患者將自己體細胞內發生變異的染色體複製給了子女，因此子女患此種癌的概率大大增加。

常見的有遺傳傾向的腫瘤包括食管癌、乳腺癌、結腸癌、卵巢癌、肝癌、肺癌、胃癌、視網膜細胞瘤、白血病、甲狀腺髓樣癌、多發性纖維瘤等。

中國有關專家的一項調查發現，食道癌的患者集中在不到10%的家族中；江蘇省啟東縣452例肝癌患者中，81.7%有肝癌家族史；胃癌患者的一級親屬（即父母和兄弟姐妹）患癌的危險性比一般人群高出2.6倍。

中國醫科大學附屬第一醫院曾報導過子孫三代7人患胃癌的狀況；大腸癌並沒有遺傳的物質基礎，卻有明顯的遺傳傾向，一項調查顯示，某一家族有血緣關係的650人中，有96人是癌症患者，且多為結腸癌患者；乳腺癌分為停經前和停經後乳腺癌。停經前乳腺癌具有明顯的遺傳傾向，而停經後乳腺癌一般與高齡初產、少育不育和肥胖等非遺傳因素有關；子宮頸癌、子宮體癌也受遺傳因素的影響，癌症患者的親屬患同類癌症的可能性要比普通人群高2～3倍。

但遺傳只是易患癌症的一種傾向性，並不能起到決定作用，它還需要外界致癌因素的共同作用，才能誘發癌症。又由於很難把遺傳因素與共同的生活環境和傳染等因素區分開，所以，現在難以確定遺傳在癌症中究竟起著怎樣的作用和怎樣起著作用。

八、癌症致病的菸酒因素

「吸菸有害健康」，人人皆知；酒類亦是「小酌怡情，大飲傷身」。可見菸酒對人體都有一定的危害。

根據研究和調查，吸菸、過度飲酒都能增加人們患癌的可能性。

1.吸　菸

香菸中含有大量的對人體有害的物質。當尼古丁與致癌物質結合，致癌物質的致癌作用就會大大加強。焦油經燃燒後可產生多種致癌物質和促癌物質，如苯並芘、亞硝胺、甲醛、乙醛、砷、鎳、鉛、鉻、鉛 -210、鐳 -226 等。香菸中的致癌、促癌物質及纖毛毒素協同作用，可破壞機體的防禦功能，增加患癌的可能性。

調查資料顯示：肺癌的發生率和死亡率與每天吸菸支數成正比。每天吸 10 支菸的人，肺癌死亡率為不吸菸者的 3.5 倍；每天吸 40 支菸以上的人，其死亡率為不吸菸者的 20 倍。吸菸年齡越早，發病率越高。經常吸菸還可引發其他癌症，如口腔癌、食道癌、唇癌、胰腺癌、膀胱癌、肝癌、白血病等。

菸與雌激素協同作用，對癌的形成會起到一定的促進作用。因此對女性來說，吸菸的危害更大，可使孕婦早產流產、孕期出血，甚至使嬰兒的死亡率上升，生育出的孩子可能出現反應遲鈍、體重較輕等病理症狀。吸菸者吐出的煙霧對被動吸菸者同樣具有致癌作用。

2. 飲　酒

少量飲酒既可助興，又可以促進血液循環，活絡筋骨，減少和緩解心血管疾病及某些疼痛。但大量飲酒則有致癌的危險。

酒類中含有的化學成分極其複雜。在釀酒的過程中可能因為受到污染，而產生致癌的亞硝胺、黃麴黴素、烏拉坦、石棉等。殘留在果品上的農藥或砷也有致癌性。乙醇在進入人體後經肝臟分解後產生的乙醛也是一種致癌物質。

飲酒可增加患口腔癌、咽喉癌的危險性，飲酒越多危險性越大。長期大量飲酒可增加食管、大腸及肝臟等部位的腫瘤發病率。女性飲酒會增加患乳腺癌的可能性。每日飲酒 3 次以上者，患乳腺癌的危險性增加 50%～70%。在發達國家，有 4%的乳腺癌疾病是由飲酒引起的。乙醇可由刺激垂體，使垂體激素分泌增加，加速細胞繁殖，增加對腫瘤細胞的易感性。長期飲酒會導致多種營養素缺乏，從而降低機體的抗癌能力並產生致癌物質。

菸酒協同作用，尤其是邊吸菸邊飲酒，其致癌性將大大增加。菸草中的致癌物質溶解在乙醇中，粘附在咽喉黏膜的表面，增加了患喉癌的危險性。同時，肺癌、食管癌、口腔癌的發病率也明顯高於普通人群。

有調查顯示，既抽菸又飲酒者，其患癌症的概率要比一般人群高 15 倍以上。

九、癌症致病的空氣因素

隨著工業的發展和交通的便利，城市中空氣污染越來越嚴重。有研究發現空氣污染與腫瘤，尤其是肺癌，有很明顯的關係。

1. 工業煙霧和廢氣

在工業發達的大城市，肺癌的發病率遠遠高於其他地區。這是由於工業煙霧和廢氣的排放，致使空氣中含有大量的致癌物質，如鉛、鎘、汞、鉻、硝酸鹽等及一些病菌和病毒。職業性粉塵污染（如礦石開採粉塵、各種金屬粉塵、木屑粉塵等）常可引起肺癌。

2. 煤煙油氣污染

在大城市中肺癌發病率高也與城市居民的日常生活有關。城市居民做飯和取暖所產生的煤煙油氣污染，以及炒菜時油溫過高，氧化物分解會產生包括一些致癌物質在內的多種化合物。致癌物質混合在空氣中，經由呼吸道侵入人體，對人體造成危害。

3. 室內裝修

隨著生活水準的提高，人們越來越重視對住房的裝飾。殊不知，居民對室內進行裝修的各種裝飾材料、空氣清新劑、油漆家具、塑膠製品等都增加了對室內空氣的污染，這些污染物經過長期慢性的吸收會引起人體基因突變，甚至癌變。

4. 汽車尾氣

在大城市，大量汽車尾氣的排放，使空氣中含有各種煙塵、粉屑、廢氣等，而這些污染物中所含的多環碳氫化合物和含氮雜環碳氫化合物具有致癌作用。其中的苯並芘含量最多，致癌性最強。空氣中的致癌物質除被人體直接吸收外，還會對土壤、農作物、水流等造成污染，間接對人體健康構成威脅。

5. 放射性物質

放射性物質也是污染大氣的一個重要方面，包括放射性礦山開採和人工放射源利用。其中人工放射源包括醫用射線、核武器實驗放射性沈澱、核工業排放的放射性廢物及核電站、核潛艇事故泄漏的放射性物質等。

6. 香菸污染

吸菸對周圍空氣的污染及對周圍人群的危害也是不容忽視的一個方面。

十、癌症致病的飲食因素

俗話說「民以食為天」。飲食在人們的生活中佔據著極其重要的地位。科學合理的飲食方式，既可以使食物營養豐富，又能做到色香味俱全。而不合理的飲食方式，則在破壞食物原有營養的同時，又會增加一些有害物質，對人體構成傷害。

有些食物在製作過程中甚至會產生致癌物質，如醃製、燻烤糊焦、高鹽霉變的食物均具有較高的致癌性。

1. 醃製食物

蔬菜經醃製發酵後不但營養素會受到損害，同時也會產生較多的硝酸鹽、亞硝酸鹽和亞硝胺。亞硝酸鹽和硝酸鹽雖不具有致癌作用，但它進入人體後經過反應，會轉化為具有強致癌作用的亞硝胺，易引發消化道腫瘤。另外醃製食物在發酵霉變的過程中產生的霉菌毒素和化學致癌物質，可引發食管癌。因此，醃製食物雖然清脆可口，別有風味，但不宜常食多食，而只能作為副食偶爾調節口味。

2. 醬油及醬製品

它們是日常烹調中必不可少的調味品。但近幾年的研究發現，發酵醬油及醬製品中含有大量的致癌物和致突變物。醬油及醬製品是由黃豆、麵粉、花生餅等原料經過發酵或發霉製成的，這些原料中含有的亞硝酸鹽在人體內經過一系列反應就會生成亞硝胺，而亞硝胺可引起消化系統腫瘤。醬油及醬製品的質量越差，其致癌性越強。

平時應少食醬油及醬製品或同時食用富含維生素 C 的食物，以此來阻斷亞硝胺的形成。

3. 燻烤食物

大至烤鴨、烤乳豬、烤全羊，小至隨處可見的燒烤小攤，以煙火燻烤的食物以其獨特的風味受到人們的青睞。但乾柴、煤炭、天然氣或液化氣等燃料在燃燒時可產生大量的多環芳烴類物質，其中就含有強致癌性的苯並芘。

高脂肪的肉類食物在燻烤時，若有油滴在火上，其發出的油煙就會加強對食物的污染，致癌物質也會由表面逐漸滲透到裏層。所以，燻烤食物不宜常食，燻烤時不宜直接與火接觸，避免過度燻烤。

4. 糊焦食物

糊焦食物是指經由煎炸烘烤，食物脫水並逐漸焦化。

蛋白質受熱後其內部的氨基酸會轉變為具有強致癌作用的氨甲基衍生物。魚類、肉類中含有大量的蛋白質，所以燒焦後易產生致癌物質。有人由實驗證明，人體內的唾液可以降低氨甲基衍生物的致癌作用，因此，可以用細嚼慢嚥的方法來抵抗致癌物質的毒性。

5. 高鹽食物

流行病學研究發現，胃癌的發病率與食鹽量成正比。高鹽飲食地區胃癌患者多，而低鹽飲食地區患胃癌者則少。但食鹽本身並不具有致癌性，而是由於濃度較高的食鹽溶液損傷了胃黏膜的屏障作用，致使亞硝胺等致癌物質輕而易舉地侵入胃壁，從而致癌。

6. 霉變食物

霉變食物中含有大量的霉菌毒素，其中的黃麴黴素是一種劇毒強致癌的物質，可誘發肝癌。預防霉變食物致癌，一方面應注意保管食物，以防其霉變；同時應杜絕進食霉變的食物。

十一、癌症致病的飲水因素

水乃生命之源，但由於現代工業生產污染、農藥化肥污染和生活廢棄物污染等，飲用水的質量嚴重下降，甚至威脅到人們的生命安全。

據復旦大學的一項研究報告稱，在全世界的自來水中測出的化學污染物已有 2221 種之多，在美國測出的 767 種化學污染物中，有 20 種確認為致癌物，26 種為可疑致癌物，18 種為促癌物。污染的水中含有的存在致癌危險的污染物有微生物、放射性物質、固體顆粒、無機物和有機化學物質等。這些污染物混合存在，協同起著致癌的作用。

污染水中的 B 肝病毒和疱疹病毒與人類的某些癌症有關，而一些淡水藻毒素，如藍綠藻等有明顯的促癌作用。近年來，核原料、核廢料污染及核泄漏等日益嚴重，放射性物質的致癌作用也不容忽視。飲用水中的固體微粒（如石棉纖維）與癌症有著密切的關係。

研究發現，水中石棉可引起肺、膽囊、胰腺、腹膜等部位的癌症。另外，各種固體微粒的表面還可以吸附各種潛在的致癌物質。

被污染的飲用水中的某些無機物如鉻、砷、鎳等與癌症有關；各種污水及城市雨雪水中含有的硝酸鹽在細菌的作用下，可能轉化為亞硝酸鹽，並進一步轉變為強致癌物質亞硝胺。被污染的飲用水中含有多種致癌物質，其中苯、氯化乙烯、三氯甲基醚等與人類的癌症關係密切。地表水中含有的有機化合物要高於地下水。相關動物實驗證明，在飲用水中加入六六六、四氯化碳、氯仿、三氯和四氯乙烯、三氯乙烷等化合物，可引發肝癌。

現在人們普遍飲用自來水，認為自來水中加入了淨化劑，殺滅了各種微生物，是安全和衛生的。但淨化劑並不能消除水中的致癌物。而且，用氯氣消毒的水可生成致癌物質氯仿。飲用以氯氣消毒的自來水的居民，比飲用井水的居民肝癌發病率要高；飲用人工溝塘等死水的居民比飲用井水、河水等的居民肝癌發病率高。

研究證實，飲用溝塘水居民的肝癌發病率是一般居民的 2.6 倍。水質越差，其致癌或促癌作用越強。

十二、癌症致病的性生活因素

經研究發現，不當的性生活和生育也具有致癌的危險性。這是由於性交時可能造成致癌病毒的傳播，生育時易造成子宮頸創傷、感染，從而增加癌變的機率。子宮內膜癌、子宮頸癌、乳腺癌、前列腺癌、陰莖癌等都是與性生活、生育有關的癌症。

1. 子宮內膜癌

子宮內膜癌常發生於未婚、未育或生育較少的女性身上。據統計，此類癌症的患者中 1/4 是未婚者，1/4～1/2 為未育者。其發病可能與長期持續的雌激素刺激有關。最常見的症狀為不規則的陰道出血，其次為陰道排液。

2. 子宮頸癌

子宮頸癌是台灣最常見的女性生殖器官惡性腫瘤，死亡率在女性所有腫瘤中佔據首位。該病常與女性早婚早育、多孕多為、性生活開始過早、性交過頻過度、性生活不潔、性夥伴包皮垢等因素有關。

處於青春發育期的女性，子宮頸口的細胞較稚嫩，對外界致癌和促癌物質的抵抗力較差，易發生癌變。同時女性患宮頸癌的危險性同性生活也有很大的關係，女性性伴侶越多，該女性患宮頸癌的可能性越大。

包皮垢中可能含有多種致癌物質。丈夫包皮過長、包莖，其妻子患宮頸癌的機會也會成倍增加。妊娠、生育次數越多，患宮頸癌的幾率就越高。其主要症狀為陰道分泌物增多、陰道不規則出血、尿血便血、大便困難等。

3. 乳腺癌

乳腺癌也是女性常見的惡性腫瘤之一，其發病率在女性中僅次於子宮頸癌。該病多發生於晚婚、晚育或未生育的女性中。這與未婚、未育的女性體內的雌激素水平一般較高有關。而且事實證明，母乳餵養嬰兒，不但對孩子的健康有益，還可以減少乳腺癌的發病率。

據統計，多次流產、性生活長期不和諧、性冷淡、性厭惡及晚婚、未婚、離婚的女性均易患乳腺癌。

4. 前列腺癌

前列腺癌是男性生殖系統常見的惡性腫瘤，它發生於前列腺腺體，與體內雄激素和雌激素間的平衡紊亂有關，同時受其他因素的影響。

前列腺癌的發病率與性伴侶數和性交次數成正比。性伴侶過多、性交過頻時，體內分泌的雄激素就會升高。雄激素可促進前列腺癌的生長，如果雄激素的刺激作用消失，腫瘤也會停止生長、甚至消退；性生活過頻也會造成「元氣」不足，致使全身的免疫功能下降，易於腫瘤的形成。其症狀為排尿障礙、尿流變細、偏歪或分叉、尿急、尿痛、尿不盡，腰與後背疼痛，並會向會陰部放射。

5. 陰莖癌

陰莖癌是發生於陰莖的惡性腫瘤，多發生於31～60歲的男子中。由於包皮內長期積存的包皮垢、汙物等對陰莖頭的刺激作用及慢性炎症或性病感染，致使陰莖組織過度增殖發生癌變。

早期以無痛性硬塊開始，然後逐漸增大，形成潰瘍。初期全身症狀明顯，後期會感覺食而無味、消瘦疲乏等。

十三、癌症致病的內分泌因素

人體有許多的內分泌腺，如卵巢、睾丸、腦垂體、甲狀腺等，這些腺體可以分泌出相應的激素，激素進入血液，隨血液循環對全身器官的各項功能進行刺激和調節。再加上神經系統的調控作用，使人體處於相對平衡的狀態。如果內分泌功能出現紊亂和失調，就有可能引發多種癌症。

1. 子宮內膜癌

其發病可能與子宮內膜長期持續的雌激素刺激有關，因此，多發於未婚未育者及停經晚期和停經後長期服用雌激素的女性中。

2. 乳腺癌

一位癌症專家曾指出乳腺癌與卵巢分泌的雌激素有關。該病多發生於晚婚、晚育或未生育過的女性中。這與未婚、未育的女性體內的雌激素水平一般較高有關。

有的女性因長期服用人工合成的雌激素乙烯雌酚而患上乳腺癌。如果在妊娠期或哺乳期患乳腺癌，則會促進乳腺癌的發展。

3. 甲狀腺癌

動物實驗發現，當甲狀腺功能不足時，腦垂體就會分泌一種「促甲狀腺激素」，該激素長期過度的刺激甲狀腺，會引發甲狀腺瘤或甲狀腺癌。

4. 前列腺癌

這是一種與雄激素分泌量有關的癌症。

有一些癌症，如肝癌、肺癌、食道癌、胃癌等，男女發病的比率相差很大，在用其他原因無法合理解釋的前提下，有的人認為它們與男女分泌的激素差異有關，但尚未證實。目前，臨床研究可以確定的與內分泌紊亂有關的癌症有子宮內膜癌、乳腺癌、甲狀腺癌和卵巢癌。

十四、癌症致病的免疫因素

免疫力指的是人體對病原體或毒素所具有的抵抗力，它可以吞噬外來細菌、產生防衛功能。

人體的免疫系統主要是對抗疾病和癌症的，它由自身的免疫監視能力，及時消滅外來細菌、病毒及體內病變的細胞，防止細胞癌化；對入侵的病原、抗原進行清除工作；同時，對受損的細胞進行修復。

機體由免疫細胞免疫，即由造血幹細胞、T 細胞、B 細胞、NK 細胞和巨噬細胞等來影響腫瘤的形成和生長。

1. 造血幹細胞

它具有複製和分化兩大功能，在分化時可產生細胞免疫及體液免疫。當其缺陷時，可引起嚴重的混合型免疫缺陷。

2. T 細胞

它經血液流至外周免疫器官，發揮細胞免疫和免疫調節作用。成熟的 T 細胞表面的 T 細胞抗原受體，能識別抗原體並與之結合，進行免疫應答反應。

3. B 細胞

該細胞隨血液流至外周器官的特定部位，在抗原刺激下可分化為漿細胞並分泌抗體。

4. NK 細胞

又稱自然殺傷細胞。它具有自然殺傷作用、抗體依賴的殺傷作用、淋巴因數啟動的殺傷作用以及免疫調節的作用。

5. 巨噬細胞

具有較強的吞噬、殺傷能力，它經由吞噬、吞飲等作用吞噬病原微生物即損傷衰老的細胞，其內部豐富的溶酶體，可殺傷細胞內寄生的病原體。

腫瘤常發生在免疫抑制或免疫耐受的個體身上。如果免疫功能不全或缺失，就會造成體液、細胞、吞噬功能等方面的免疫缺陷，引發或感染各種惡性腫瘤。腫瘤細胞在與各種免疫因素的共同作用、抗衡中，不斷達到平衡或失衡，從而得到生長或被消滅。

因此，增強人體的免疫力，以便儘量控制和及時殺滅癌細胞，是防癌、抗癌的關鍵。

十五、癌症致病的精神因素

精神因素是與人們對客觀事物的認識相關的，受大腦皮層的調節，同時它又對人體的神經內分泌系統、心血管系統以及免疫系統產生良性或不良的作用。良性精神因素指積極、健康的心理狀態，如樂觀、開朗、冷靜、沈著、理智等；不良的精神因素指消極、不健康的心理狀態，如抑鬱、憂慮、煩躁、悲觀、衝動等。

國外學者賴利（V. Riley）教授由動物實驗證實：某些不良的精神因素可以誘發並加快腫瘤的生長，並影響腫瘤的治療、進展和預防。而積極的精神因素則可以防止癌症的發生或抑制腫瘤的生長。

常見的可以癌症致病的精神因素有：心靈創傷、情感壓抑和環境刺激等。

1. 心靈創傷

流行病學研究及心理學調查發現，嚴重的心靈創傷，如親人離散、家庭不和、愛情受挫、婚姻破裂等，都會使人的精神受到打擊，變得脆弱，降低人體的免疫機能。而此時，癌細胞就會趁勢大肆滋生、繁衍。

2. 情感壓抑

科學家由實驗及觀察，發現癌症常發生在那些情感處於壓抑狀態的人群中，他們喜歡把自己的感情隱藏起來，或是經常處於一種憂慮的狀態。他們遇事慣於克制、謹小慎微、憂慮重重、壓抑、敏感，情緒易波動、常有心理衝突和不安全感，時時感覺孤獨無助、無能為力。這種性格被稱為「癌症性格」。

這些不良的心理因素，持續長時間地作用於機體，會擾亂神經的正常調節作用，破壞機體內環境的平衡，影響免疫系統的功能，從而促使機體發生一系列的改變，降低識別和清除癌細胞的能力，誘導癌症的發生。

3. 環境刺激

包括生活環境、工作環境、人際關係等，緊張的生活、繁重的工作、複雜的人際關係等帶給人們身體和精神雙方面的壓力。尤其在工作受打擊、事業受挫折、理想破滅、家庭不和等情況下，人容易變得消極、失望，癌症也往往會乘虛而入。

美國癌症研究所由長期的觀察發現，患癌後情緒低落、悲觀失望、憂慮敏感、對治療懷疑、喪失信心者易復發，且存活時間短，而心情開朗、有信心、敢於與病魔做抗爭的患者病情會得到預後改善，存活時間可能延長。

可以說，癌症與不良的精神因素是互為因果關係的。

惡劣的情緒可以誘發癌症，癌症又可以造成惡劣的情緒，並反過來加重病情。

精神因素與癌症這種互為因果的關係，提示我們應始終保持一種積極的心態、健康的心理，對生活充滿信心。同時應注意磨鍊自己的意志，增強心理應激能力，在遭遇突變時要學會適當地發泄和轉移自己的不良情緒，以尋求發泄後的心態平和，順應自然。多與知心朋友談心，經常進行自我心理調節。

在這個緊張複雜的社會中，學會調節心理變化，化解不良情緒，對預防和治療各種癌症有著積極的意義。

小叮嚀

腫瘤可自行消退

有一些已經確診的癌症在未經任何有效治療的情況下，可能會出現好轉、甚至消失，這就是腫瘤的自行消退。據有關資料顯示，全世界各國均有癌症患者出現腫瘤自行消退的事實。這可能與內分泌環境的改變、免疫力的增強和腫瘤細胞的逆轉有關。另外，切斷供應癌症營養的血管以及人的精神狀態也是影響腫瘤自行消退的重要因素。

第二章
預防癌症從現在做起

有許多癌症被發現時，已是中期或晚期，治癒的可能性很小。於是，面對各種各樣的癌症，人們感到束手無策，以為癌症是不可防、不可治的。其實癌症並不是突然出現的，它有一個長期演變的過程。只要我們平時多加留心自身的細微變化，多吃具有防癌效果的食品，就可以防止癌細胞生成或及時消滅變異的癌細胞。

一、癌症的高危人群

癌症的高危人群指的是易患癌症的人群。可以從年齡性別、職業類別、婚育狀況、城鄉分佈、家族病史、生活習慣等方面進行劃分。

1. 年齡性別

一般來說，癌症發病的危險性會隨著年齡的增長而呈上升趨勢。5～14 歲人群，癌症發病率最低，以後逐漸上升。男性在 75 歲後會略有下降，女性發病率則繼續上升。宮頸癌死亡率最高階段為 30～55 歲，以後逐漸降低；乳腺癌的發病高峰期為 40～60 歲；絨膜癌多發生於生育期女性；白血病的發病高峰則在兒童期；食道癌、胃癌、腸癌、肝癌、膀胱癌、陰莖癌的死亡率隨年齡的增長而呈上升趨勢。

從發病的性別上看，總的來說，男性比女性多發。但不同的年齡段他們的發病情況也是有差異的。10 歲以下，男性的發病率較高，15～50 歲為女性癌症高發期，50 歲以後男性的發病率再次高過女性。男性與女性癌症發病部位也不同，男性多見消化道和呼吸道癌症；女性常見的有乳腺癌、生殖器官、膽囊和甲狀腺的癌症。

2. 職業類別

職業性致癌因素常引起職業腫瘤。如長期與煤焦油、煤煙、石蠟、礦物質、石棉、石灰粉、殺蟲劑、砷、鉻、鎳等致癌的化學物質接觸的人易患肺癌。

長期在放射性礦山工作或長期與 X 射線、放射性同位素等接觸的人，患白血病的可能性較大。經常與苯胺接觸的工人，易患膀胱癌。

3. 婚育狀況

有些癌症發病率受婚姻、生育情況的影響。如宮頸癌多發生於早婚早產、多孕多為及性生活不潔、亂交的女性，未婚女性發病率較低。而子宮內膜癌多發生於未婚、不孕及生育較少的女性。乳腺癌常見於晚婚、晚育或未生育的女性。獨身女性較已婚女性發病的危險性高，未生育過的女性比有過生育史的女性發病率高。

4. 城鄉分佈

一般來說，城市癌症死亡率明顯高於農村，在大城市尤其嚴重。常見的城市死亡率高於農村的癌症有肺癌、肝癌、胃癌、膀胱癌、乳腺癌、腸癌等；死亡率低於農村的有食管癌和子宮頸癌。

5. 家族病史

有些癌症具有遺傳性。一類是由遺傳基因決定的遺傳腫瘤，一類是並無確切的致病基因或染色體，卻有明顯的遺傳傾向。具有遺傳性的癌症都有家族發病聚集現象，如視網膜細胞癌、乳腺癌、子宮癌、胃癌、大腸癌、肝癌、肺癌和食管癌等。因此，有這些癌症家族病史的人，更應提高警惕。

6. 生活習慣

不良的飲食習慣，也是誘發癌症的一個重要因素。如常食高脂肪的食物、少食水果和蔬菜、飲食過精過細、不吃粗糧雜糧、多食醃製燻烤食物、高溫煎炸食物等，易患腸癌、食管癌、口腔癌和肝癌。另外，常吸菸的人患癌的可能性也相當大，因為菸草中含有強致癌的苯並芘物質。嗜菸者易患肺癌、喉癌、鼻炎癌、胃癌、膀胱癌和腎癌。

7. 其　他

肥胖者、長期精神壓抑憂慮者、B 型肝炎患者、胃潰瘍患者等也是癌症的高危人群。

二、癌症潛伏期與癌前病變

1. 癌症潛伏期

癌症是從正常細胞的癌變開始的。而從正常細胞變異為癌細胞，再由自身的繁殖及轉移、擴散，將病變帶到全身各處，並對各重要機體器官進行功能破壞，致使各器官衰竭死亡，則是一個逐漸演變的過程，一般需要15～20年的時間，有的甚至更長。從致癌因素出現到癌症發生之間的這段時間，即為癌症的潛伏期。

正常細胞出現異常的形態特徵、代謝及功能紊亂，細胞生長失去控制，出現異常增生，逐漸形成一種不正常的新生組織即新生物。

轉變為腫瘤的細胞會出現不同程度的分化成熟障礙和不同的生長方式。其中成熟差、分化低的腫瘤就會發生蔓延或轉移。腫瘤一旦發生廣泛轉移，其治療的效果就會很差。

2. 癌前病變

癌症的發生是一個逐漸演變的過程。某些具有可能發生癌變的良性病變，如果長時間不癒，就有可能發展為癌，這就是癌前病變。癌前病變時，增生的細胞已有向癌細胞轉變的傾向，但尚未成為典型的癌細胞。

一般來說，正常細胞在各種致癌因素的長期作用下，經過癌前病變——原位癌——早期癌，最後才發展為臨床可見的癌。

常見的癌前病變的疾病有以下幾種。

(1)黏膜白斑病

發生部位為口腔、食管、外陰、宮頸等處黏膜。肉眼可見白色增厚斑塊，顯微鏡下可以看到黏膜上皮部分增生和角化。黏膜上皮長期過度增生就有可能轉變為鱗癌。

(2)宮頸糜爛

指宮頸陰道局部為性鱗狀上皮被宮頸管內膜單層柱狀上皮增生代替，或增生產乳頭狀。肉眼可見紅色潮濕如「糜爛」面。一般與多次生產致使子宮頸反覆撕裂或內分泌失調有關。如果宮頸糜爛過於嚴重、黏膜鱗狀上皮過度增生，就可能轉變為癌。

(3)纖維囊性乳腺病

指由於女性激素分泌失調，致使雌激素分泌過多，導致乳腺局部結節性腫塊，顯微鏡下可見乳腺小葉導管和管泡增生伴囊腔形成。如果乳腺小葉導管上皮異常增生，就可能發生癌變。

(4)萎縮性胃炎

據臨床資料分析，萎縮性胃炎 10～20 年後，10%可惡變為胃癌。淺表性胃炎癌變率僅為 1%。

(5)結腸等多發性息肉

在結腸、直腸、食道、子宮頸等部位的黏膜上形成多發性息肉。當黏膜上皮過度增生時，即可發生癌變。

但並不是癌前病變的疾病一定會轉化為癌症，大部分癌前病變會比較穩定，甚至消退復原，只有一小部分會隨著時間的延長發展為癌症。

三、癌症的三級預防

癌症從出現癌變細胞到癌症致死之間需要很長的一段時期。如果我們能在這段時期採取有效的措施，就可以防止或減緩癌症的發病。

專家們經過數十年的研究發現，由三級預防，可以有效防止癌症的發生和蔓延。

1. 一級預防——病因學預防

指由改變人體本身的健康狀況及減少或消除外界致癌因素，來達到預防的目的。這一級預防中，我們可以提升自身的健康、改變不良的飲食習慣、防治某些可能誘發癌症的感染、不抽菸、治理環境、減少污染，透過這些措施，可以減少或推遲癌症在人群中的發生。

1981 年，世界衛生組織（WHO）癌症預防策略顧問組提出了一些有針對性的一級預防措施：肺癌——控制吸菸；肝癌——B 型肝炎的免疫預防及防止食物霉變；口腔癌——控制吸菸及咀嚼菸草和石灰混合物；子宮頸癌——性衛生；結腸癌——控制血吸蟲病；黑色素瘤——避免強日光暴曬。

2. 二級預防——「三早」

(1) 早期發現

即對癌症時刻保持警惕性，並具有相應的知識，定期進行體檢，發現相關症狀，立即轉診。

(2)早期診斷

這需要醫生具有一定的水準，有時需要進行一系列的檢查才能確診。

(3)早期治療

若發現不明原因的腫塊、進行性消瘦、咳血、便血等症狀，應及時就診。

進行及時、科學、專業的治療，切忌「有病亂投醫」。實行這「三早」，可以使癌症患者得到最佳的治療效果，從而減少發病率、降低死亡率。

3. 三級預防——治療

對所有確診為癌症的病人爭取最佳治療效果，避免復發。即使癌症病人已到了晚期，難以治癒，也應採取一切措施、盡最大的努力，儘量減輕患者的痛苦、改善他們生活的質量，爭取延長病人的生命。

實行三級預防措施，可以有效防止癌症從一個環節發展到下一個更為嚴重的環節。

四、癌症的早期發現

1. 早期發現的重要性

癌症發病都有一定的潛伏期，因此，往往當人們感覺出嚴重的不適時，已到了癌症的中期、甚至晚期，腫瘤組織已經擴大或發生轉移。此時，無論採取何種治療手段，都很難根治。而及早發現並給予適當地治療，則可以取得良好的治療效果，甚至能根治。在腫瘤尚處於初始生長階段時，病變組織沒有發生轉移，腫瘤細胞僅限於始發部位，此時稱為「原位癌」。當癌細胞不斷增殖，並向深層浸潤發展時，稱為「早期浸潤癌」。

若能在發展為「浸潤癌」之前發現並進行正確診斷、合理治療，約有50%的癌症可以治癒。

2. 早期發現的可能性

絕大部分癌症都能做到早期或相對早期發現。這首先是由於現代醫學研究為癌症的早期發現提供了理論基礎，提出了原位癌和癌前病變的概念；其次，雖然癌症有一定的潛伏期，但不少癌症在早期或相對早期，往往會有一些相應的臨床表現。

瞭解了這些早期症狀，對癌症的早期發現有著重要意義。再就是，日益先進的檢測手段，如透視、X光片、CT、B超及免疫檢查法、酶學檢查法、胃鏡、結腸鏡、脫落細胞檢查等，使癌症在早期能被發現。

3. 早期發現的操作性

癌症發病早期會表現出一些症狀，我們要警惕癌症的這些早期信號。發現相應的症狀，應及時檢查，一旦確診為癌症早期症狀，應及時進行治療。

(1) 在身體的某部位出現腫塊，且逐漸增大

如頸部出現腫塊，應檢查排除甲狀腺癌；乳房腫塊，應檢查排除乳腺癌；鎖骨上方出現腫塊，應檢查排除胃癌、食道癌的轉移；睾丸腫塊，應排除睾丸癌；骨腫大，應排除骨肉瘤；黑痣腫大，應排除惡性黑色素瘤。

(2)貧血、發熱、出血、骨骼疼痛等症狀

尤其對於出血現象，應找出病因進行治療。癌症出血一般時間較長，出血量逐漸增多。鼻子出血，可能是鼻咽癌；痰中帶血，可能是肺癌；尿中帶血，可能是腎癌或膀胱癌；大便出血，可能是患了大腸癌；非經期陰道出血，尤其對於停經後女性來說，應檢查是否為子宮癌。

(3)舌頭、皮膚等處久治不癒的潰瘍性疾病

久治不癒的瘙癢等；鼻塞、耳塞、耳悶、頭痛、氣急、乾咳；乳房皮膚出現皺紋，乳頭溢液或破潰、內陷；胃潰瘍反覆出血、不明原因的發熱、疲乏、消瘦等。

五、日常防癌的有效措施

防止癌症的發生，可以從我們的日常生活做起。看似不經意的小事，卻可以給我們帶來健康。下面是一些日常防癌的建議，希望能對大家有所幫助。

(1)不吃霉爛變質的食物及其製品

花生、大豆、玉米、麵粉、植物油等受潮發霉後，會產生強致癌物質——黃麴黴素。黃麴黴素要在280℃的高溫下才能被破壞，一般家庭都難以達到這種烹飪條件，所以，不要食用霉變的花生、大豆、玉米等食物及其製品。

(2)不吃醃製的食物

蔬菜經醃製發酵會產生較多的硝酸鹽、亞硝酸和亞硝胺。亞硝酸和硝酸鹽經過反應，會轉化為具有強致癌作用的亞硝胺，易引發消化道腫瘤。另外醃製食物在發酵霉變的過程中產生霉菌毒素和化學致癌物質，可引發食道癌。因此，應儘量避免食用鹹肉、鹹魚、醃菜、泡菜等。

(3)不吸菸、少喝酒

香菸中含有焦油、尼古丁等致癌促癌物質，可導致肺癌、胰腺癌。吸菸女性可能患子宮頸癌。酒類中含有複雜的化學成分，其中可能含有一些致癌雜質或某些成分在與人體發生反應後，轉變為致癌物質。同時，濃度（酒精度）高的酒，會對口腔、食管壁和胃壁的上皮細胞產生刺激作用並引發癌變。尤其不要同時吸菸、喝酒，否則會大大增加致癌的概率。

(4)飲食有節

吃飯不要過飽，少食高脂肪的食物，多食新鮮蔬菜，增加粗糧的比例。並養成定時排便的習慣，以防結腸癌。吃飯時應細嚼慢嚥，不吃過熱、過硬、焦糊的食物，不喝過熱的水。

(5)室內環境衛生

注意室內通風，不在封閉的房間裏待得太久；廚房最好安裝排氣扇或抽油煙機。

(6)不濫用藥物

不要經常吃有可能致癌的藥物，如激素類藥物、有細胞毒性的藥物和大劑量的維生素 E 等，以防藥物致癌。不作不必要的放射性檢查。

(7)不用具有放射性的岩石和礦砂作爲裝潢建築材料

不用含有致癌物質苯、四氯化碳、甲醛、二氯甲烷等的材料裝潢房間。房間裝修後，應通風 30 天待室內油漆味、膠水味等散去再入住。

(8)母乳餵養

婦女在分娩後最好進行母乳餵養嬰兒，以減少乳腺癌的發生。

(9)性生活衛生

注意性生活的潔淨，預防和減少子宮頸癌、陰莖癌和艾滋病的發生。

(10)經常鍛鍊

加強身體鍛鍊，保持身體健康，培養積極樂觀的態度，保持良好的心態。

六、自我檢查防癌法

前面我們已經說過，癌症有一段較長時間的潛伏期，在這期間症狀和不適感並不明顯。但若是能夠細心地進行自我檢查，還是可以及早發現一些細微病灶的。

自我檢查可於洗澡後進行，在光線充足、安靜處以眼觀察、以手觸摸相關部位，看是否有任何異常現象，若能借助一面鏡子觀察，效果會更佳。

1. 皮膚檢查

檢查身體從頭到腳、從前至後的每一部位，包括胸部、腹部（包含肚臍）、背部（需借助鏡子）、臀部（需借助鏡子）、四肢、乳房下方褶皺處、下巴、毛髮、指甲床等部位。觀察其有沒有出現什麼變化，如痔、粉刺、瘢痕等是否變大、變色；皮膚潰瘍是否痊癒；肚臍有無分泌物；身體是否有遲鈍、麻木、刺痛等的感覺。

2. 頭面部檢查

檢查部位包括臉部、眼部、鼻子、耳朵。觀察臉部左右是否對稱、有沒有浮腫現象；眼球是否發黃、發紅，眼角有無不正常現象，眼瞼是否蒼白無力；看鼻子外部是否有腫脹或其他不正常現象，然後以食指輕輕上推鼻尖，看鼻孔內部是否有變化；分別以左右手的拇指、食指和中指輕捏耳朵的凹陷部位，留意是否有硬塊或疼痛感覺。

3. 口腔及頸部檢查

檢查部位包括嘴唇、舌頭、咽喉及所有頭頸部的淋巴結。觀察嘴唇的顏色、張合幅度和形狀是否正常，觸摸嘴唇及嘴角，看是否有硬塊？聲音是否沙啞、進食時咽喉有無疼痛感？舌頭伸縮運轉是否靈活，舌位是否正常，舌頭及舌尖的顏色及周邊是否有所變化？將舌尖上捲，看舌腹有無曲張、發腫的現象或長出白色的東西？以食指及中指輕壓包括耳前、扁桃體、鎖骨、枕骨、前頸項、後頸項等淋巴組織，觀察淋巴組織上皮處的移動狀況，留意淋巴結的大小、形狀和輪廓是否有異常之處。

4. 女性乳房及男子陰部檢查

女性乳房檢查應在每次月經後一週內進行，停經者可定期在每月的某一天檢查。或站或坐，雙肩自然下垂，觀察兩側乳房大小、形狀有無異常；乳房皮膚有無皺縮或凹陷現象；輕壓乳頭，看是否有分泌物流出。直立，上身向前趨 30～40 度，看乳房輪廓有無變化，乳頭是否縮陷；仰臥，右手五指併攏，由外至內按壓左乳房，留意是否有硬塊或包塊；然後，以同樣的方式檢查右乳房。

男子陰部檢查時，輕壓睪丸及陰莖，以檢查是否有硬塊或其他異樣；用食指及中指按著睪丸的一邊，另以大拇指按著另一邊，輕輕轉動睪丸，輕按每一細微處，留意睪丸是否變大或是否有部分凸起。

5. 分泌物檢查

主要是指檢查咳痰、大小便等。觀察痰的顏色、濃度、氣味，留意痰中是否夾帶血絲；觀察糞便的顏色，是否帶有血絲或血塊；觀察大便的粗細度、乾淨度，看食物是否完全消化；注意小便的流速、尿量及顏色是否有所改變。

七、維生素的防癌作用

維生素在人體的含量並不高，但卻對機體的各種生理功能的發揮起著重要的作用。近幾年的研究發現，有些維生素有一定的防癌作用。而缺乏維生素，可使人體的免疫力降低、出現細胞突變，從而導致癌症的發生。

1. 維生素A

包括維生素 A 及其前身 β－胡蘿蔔素。相關研究發現，多食富含 β－胡蘿蔔素的蔬菜，得肺癌、胃癌等多種癌症的危險性就會降低。多食胡蘿蔔的女性得宮頸癌的機率較小。吸菸者多食富含維生素 A 的水果蔬菜，可降低肺癌的發病率。維生素 A 可阻斷與癌細胞生長演變有關的物質，抑制癌細胞的生長，並能增強巨噬細胞的吞噬能力，提高機體的免疫功能。

大量食用富含維生素 A 的食物沒有明顯副作用，但大量服用魚肝油丸或維生素 A 丸，則可能發生中毒反應。

2. 維生素 C

體內維生素 C 的含量越高，患癌症的可能性就越小。這是因為維生素 C 透過加速淋巴細胞的產生，可提高人體的免疫力；維生素 C 在酶的作用下，可中和肝內的致癌物質；維生素 C 與維生素 E 協同作用，能清除誘發癌症的自由基。大量的水果蔬菜中都含有豐富的維生素 C，但應防止在存放（一般不要超過 2 天）、烹調（宜先洗後切、急火快炒，可稍加醋）時維生素 C 的損失。

3. 維生素 E

有人發現，維生素 E 的含量較少時，患乳腺癌和肺癌的可能性就較大。目前，維生素 E 的抗癌機理還不明確，但可能與它的抗氧化作用有關，它可以清除體內的自由基，阻斷亞硝胺的合成，增強機體的免疫力。維生素 E 在動植物類食物中，含量也很豐富，因此，只要保持飲食平衡，其含量即可滿足人體的需要。

4. 維生素 B_2（即核黃素）

由小鼠誘癌實驗發現缺乏 B 群維生素，尤其是缺乏維生素 B_2 可促進二甲基苯蒽對皮膚的致癌作用。在偶氮染料誘發動物肝癌的實驗中，發現動物缺乏維生素 B_2 時，肝癌發生率較高。

在食道癌高發區，維生素 B_2 缺乏現象比較普遍。因此，適當補充維生素 B_2，可預防和減少癌症的發病。含 B 群維生素較多的食物為啤酒酵母、動物肝臟、麥芽等。

八、常見的防癌水果

水果中含有大量的水分和一定的糖分（果糖、蔗糖、葡萄糖），吃起來清脆可口，營養價值極高，受到大家的青睞。其實，你可能還不知道，不少水果除了味道鮮美、營養價值高以外，還具有一定的防癌抗癌作用。

(1)草　莓

草莓中含有大量的脂肪、蛋白質、β－胡蘿蔔素、維生素 C、維生素 B_1、維生素 B_2、鈣、磷、鐵等。草莓中的鞣花酸能防止多環芳烴、亞硝胺、黃麴黴素對遺傳基因的破壞作用，從而可以抑制癌症的發生；維生素 C 可阻斷強致癌物質亞硝胺的形成，防止癌細胞的增殖；豐富的葉酸可修復抗癌遺傳因數的作用；草莓中的果膠和纖維素能加強胃腸的蠕動，促進代謝，可預防結腸癌、直腸癌和胰腺癌等。

(2)奇異果

奇異果營養價值極高，含有大量的維生素 C、蛋白質、碳水化合物、鈣、磷、鉀、碘、錳、鋅、鉻等。其中維生素 C 可阻斷自由基的形成，防止癌症的發生，並能提升機體的免疫能力，增強巨噬細胞吞殺癌細胞的能力。

(3)香　蕉

香蕉中含有豐富的蛋白質、脂肪、碳水化合物、β－胡蘿蔔素及維生素 B_1、維生素 C、維生素 D、維生素 E 和大量的澱粉等。香蕉中鉀的含量很高。近年研究發現，鉀對癌細胞的生長有重要的影響，具有防癌的功效。

日本科學家從香蕉中提取了一種可以促進 TNF（腫瘤壞死因子）生成的活性物質，該物質具有殺傷癌細胞的功能。同時，香蕉含大量的澱粉，經細菌分解後，一方面可以生成抑制致癌細菌繁殖的丁酸鹽，同時可以稀釋結腸內容物，加速致癌產物的排出。

(4)鳳　梨

鳳梨中含有蛋白質、脂肪、碳水化合物、β－胡蘿蔔素及維生素 B_1、維生素 B_2、維生素 C 和豐富的果酸。這些物質既有促進消化、活血化瘀、降低血液黏稠度的作用，也有較好的防癌抗癌作用。

但部分人食用鳳梨後，可能引起「鳳梨過敏症」。若將鳳梨削皮後切成小塊，在鹽水中浸泡一會兒後再食用，可避免過敏反應。

(5)山　楂

山楂的藥用價值很高。含有豐富的維生素 C、蛋白質、脂肪、碳水化合物、β－胡蘿蔔素及維生素 B_1、維生素 B_2、維生素 C 和多種果酸、黃酮類物質。

山楂中的提取物能抑制癌細胞的生長、增殖和轉移，還原亞硝酸鹽，消除合成亞硝胺的前體物質。維生素 C 可阻斷亞硝胺在體內的合成。經常食用山楂及其製品，可有效防治食道癌、胃癌、腸癌等消化道癌症。

(6)杏

杏中含有蛋白質、脂肪、維生素 A、維生素B_1、維生素 B_2 等。杏仁中還含有氰酸化合物，該物質有毒，對人體有多種直接間接的防癌抗癌作用，但服用時應掌握好劑量。經常食杏可減少癌症發病率。

(7)西 瓜

西瓜中含有蛋白質、糖類、粗纖維、礦物質、β－胡蘿蔔素和維生素 A、維生素 B_2、維生素 C 等。維生素 A 和維生素 C，可促進機體新陳代謝，加速致癌物質和其他毒素的排泄，有效預防癌症的發生。美國相關研究發現，西瓜中番茄紅素的含量超過了番茄。而番茄紅素對前列腺癌和乳腺癌有很好的預防、抑制作用。

(8)大 棗

大棗中含有豐富的多種維生素、糖、蛋白質、β－胡蘿蔔素、果酸、鈣、磷、鐵等。維生素 C 及果酸可抑制癌細胞增殖，防止癌細胞擴散、轉移。大棗中所含的三萜類化合物可抑制肝炎及單純疱疹病毒活性。而 B 型肝炎與肝癌關係密切，所以，多食大棗可有效預防肝癌。

(9)桃

桃含有豐富的蛋白質、脂肪、碳水化合物、各種維生素、果膠、果酸及鈣、磷、鐵等物質，可增強人體的代謝，清除自由基，防止癌變。桃仁中含有的苦杏仁苷，可協同胰蛋白酶作用，清除癌細胞。經常食桃，可以益壽延年。但桃不可貪吃，以防生熱、上火。

(10)梨

梨營養極豐富，含有大量的水分、豐富的維生素、無機鹽、蛋白質、脂肪、果糖、葡萄糖、果酸等。維生素C和維生素E可消除自由基的活性，具有防癌抗癌的功效；另外，維生素C可抑制具有致癌作用的亞硝胺的形成。但梨屬寒性水果，多食會傷脾胃。

九、常見的防癌蔬菜

日本國立癌症預防研究所對26萬人的飲食生活與癌症關係的調查統計，發現很多蔬菜有良好的防癌作用。

(1)大　蔥

大蔥含有的刺激性氣味為硫化丙烯（包括三硫二丙烯、二烯丙基二硫醚、丙二烯二硫醚等）。該物質由消除活性氧的抗氧化作用和增強解毒酶的活性，使致癌物質失去毒性，達到防癌抗癌的作用。另外，大蔥中的異硫氰酸鹽可以有效抑制黃麴黴素、苯並芘、亞硝胺等致癌物質的作用。所含維生素C和β－胡蘿蔔素可以消除促進癌變的活性氧，使致癌物質失去毒性。

(2)大　蒜

大蒜含有豐富的營養成分和較高的藥用價值。在美國大蒜被譽為「植物黃金」。大蒜中的大蒜素、硫化丙烯、萜類及維生素C、維生素E和β－胡蘿蔔素等都是有效的抗癌成分。美國相關研究發現，經常食用大蒜，得胃癌的概率將減少50%，得大腸癌的概率減少2/3。另外，多食大蒜，還可預防肺癌、乳腺癌和皮膚癌。

(3)韭　菜

韭菜所發出的氣味為硫化物，具有抗氧化的作用，防止細胞被氧化，同時可增強使致癌物質失去毒性的解毒酶的活性。在這兩種作用的協同下，可以阻斷細胞癌變，抑制癌症的發生。韭菜中豐富的膳食纖維，可有效治療便秘，防止大腸癌的發生。

(4)胡蘿蔔

胡蘿蔔含有多種胡蘿蔔素和萜（有香味的有機化合物，如松節油）。其中β－胡蘿蔔素具有抗氧化作用，可清除自由基，分化癌細胞誘導。現在已被許多國家製成藥品，用於治療皮膚癌、肺癌、子宮頸癌、膀胱癌、結腸癌等。萜可解毒致癌物質，抑制癌症的發生。

另外，胡蘿蔔含有的葉綠素、維生素C、維生素E和硒、鉬、食物纖維等也是有效的防癌成分。

(5)白　菜

白菜含有豐富的蛋白質、碳水化合物、鈣、磷、鐵、鋅、B群維生素、維生素C和胡蘿蔔素等。其所含的大量的粗纖維可促進胃腸蠕動，加速消化，保持大便通暢，防止結腸癌的發生。經常食用白菜，可增強機體的免疫力，提高防癌抗癌的能力。但腐爛的白菜，會產生大量的亞硝酸鹽，不可食用。

(6)苦　瓜

苦瓜含有的大量的維生素C、維生素A及苦瓜素可增強機體的免疫功能和巨噬細胞的吞噬能力，抑制腫瘤細胞的增殖、擴散。可有效預防淋巴瘤、白血病、口腔癌、鼻咽癌、喉癌等。

(7)茄　子

茄子含有蛋白質、脂肪、碳水化合物、鈣、磷、鐵、胡蘿蔔素、多種維生素及多種生物鹼。茄子的果實和種子中含有的龍葵鹼具有抗癌的作用。茄子還可抑制消化系統腫瘤細胞的增殖，防止骨癌、子宮癌的發生。

(8)捲心菜

捲心菜富含維生素C、維生素E和胡蘿蔔素，可抑制強致癌物質亞硝胺的生成。含有的果膠纖維可促進胃腸蠕動，利於消化吸收和毒素的排放，可防止腸癌的發生。

(9)菜　花

菜花營養極其豐富。豐富的維生素C可提高人體免疫力，阻斷致癌物質亞硝胺的合成，起到防癌抗癌的作用，對胃癌、乳腺癌尤有效果。所含的微量元素硒能降低黃麴黴素的毒性，增強機體的免疫力，阻止細胞突變，抑制癌症的發生。

(10)南　瓜

南瓜的營養價值很高。含有蛋白質、脂肪、碳水化合物、膳食纖維、胡蘿蔔素、鈣、磷、鐵、硒及多種維生素、葉綠素、黃體素、果膠等。其中，β－胡蘿蔔素和維生素C具有抗氧化作用，可清除自由基，並能誘導分化癌細胞，可有效預防癌症。所含的硒可防止致癌物質與正常細胞遺傳基因的結合，抑制癌細胞的生長，同時，它還能降低黃麴黴素的毒性，抑制癌細胞的增殖。硒與維生素E、β－胡蘿蔔素一起食用，防癌效果會更好。

十、食用菌具有良好的防癌效果

食用菌指的是具有高等子實體的大型真菌，包括蘑菇、香菇、平菇、黑木耳、銀耳、靈芝、冬蟲夏草等。目前，中國已知的食用菌約有900種。食用菌味道鮮美、營養豐富，且一般具有較高的藥用價值。食用菌不但有降血壓、降血糖、抗衰老的作用，還有防癌、抗癌的功效。

(1)蘑　菇

蘑菇有「保健蔬菜」之稱。營養極其豐富。蘑菇中所含的多糖類物質，可增強人體的免疫力，抑制癌症的生成，同時，蘑菇多糖還可誘發干擾素，提高NK細胞活性以及抗輻射的作用。蘑菇中的粗纖維及木質素可促進胃腸蠕動，防止腸癌發生。日本國立癌症中心研究出，蘑菇中含有一種超強力的抗癌物質，能有效抑制癌細胞的生長。

(2)香　菇

香菇營養高、脂肪低，味美氣香，有「健美食品」、「食用菌皇后」之美稱。它含有豐富的蛋白質、多種維生素、礦物質、30多種酶和7種人體必需的氨基酸。醫學研究發現，香菇中的香菇多糖可以啟動巨噬細胞的活性，促進T淋巴細胞活化因數的產生，提高機體免疫力，殺傷癌細胞。香菇多糖可明顯延長癌症病人的生命。香菇湯可輔助治療胃癌、宮頸癌，防止癌細胞轉移。

(3)黑木耳

黑木耳中含有豐富的蛋白質、脂肪、碳水化合物、膳食纖維、胡蘿蔔素、鈣、磷、鐵、硒及多種維生素，營養價值極高。其中的胡蘿蔔素、維生素C、維生素E和食物纖維、硒等具有防癌抗癌的作用。黑木耳中的多糖類物質，可啟動白細胞的吞噬功能，提高機體的免疫力，抑制外來病變的侵入，防止癌症的發生。所含膠質可將殘留在消化道中的雜質和廢物吸附並排出體外，預防大腸癌。

(4)銀　耳

銀耳又稱白木耳。含有蛋白質、脂肪、碳水化合物、粗纖維、維生素 B_1、維生素 B_2、鈣、磷、鐵、硒及多種氨基酸。銀耳中的多糖類物質可增強白細胞吞噬的活性，抑制腫瘤的生長。

銀耳還能提高淋巴細胞的轉化率，啟動 T 淋巴細胞，增強人體免疫力。銀耳在治療肺癌、肝癌和白血病等方面，可增強人體的耐受能力。

(5)冬蟲夏草

冬蟲夏草顧名思義冬為蟲、夏為草。《本草綱目拾遺》中有載：「夏草冬蟲感陰陽二氣而生，夏至──陰生，故靜而為草，冬至──陽生，故動而為蟲……」冬蟲夏草中含有豐富的營養物質，包括蛋白質、脂肪、碳水化合物、粗纖維、多種氨基酸、生物活性物質及胡蘿蔔素、維生素 B_2 等。

蟲夏草可啟動 T 淋巴細胞、自然殺傷細胞及單核巨噬細胞的功能，增強人體免疫系統的功能。它還具有抗氧化作用，能有效抑制癌細胞的生長。

十一、有防癌作用的水產品

水產品中大多含有豐富的蛋白質、碳水化合物、脂肪、氨基酸及鈣、磷、鐵、鉀、多種維生素等，營養價值極高。醫學研究發現，有些水產品在防癌、抗癌方面具有良好的效果。

(1)海　帶

海帶含有豐富的優質蛋白、碳水化合物、維生素、礦物質和膳食纖維。海帶中豐富的微量元素碘，可預防甲狀腺癌和乳腺癌。其所含的海藻酸鈉化合物是有效的免疫刺激劑，可提高機體的細胞免疫功能。豐富的膳食纖維可促進腸道蠕動，加速致癌物質的排泄，預防腸道癌的發生。

實驗證明，海帶的粉末或提取液可阻止癌細胞的擴散。海帶中豐富的鈣可調節和平衡血液的酸鹼度、減少腸癌的發生。臨床上，海帶經常用於甲狀腺癌、食道癌、子宮癌、肺癌和惡性淋巴瘤的治療。

(2)牡　蠣

牡蠣營養豐富，味道鮮美。含有豐富的蛋白質、脂肪、碳水化合物、維生素 E 及多種人體必需的礦物質。維生素 E 和微量元素硒都是有效的抗氧化劑，可防止癌細胞的生長、增殖。研究發現，若每日從飲食中攝取 200 微克硒，即可在 10 年左右，將患癌的概率降低 50%。牡蠣可用於肺癌、乳腺癌的治療。

(3)紫　菜

紫菜含有蛋白質、碳水化合物、脂肪、多種維生素、胡蘿蔔素及大量的微量元素，被譽為「微量元素的寶庫」。紫菜可有效抑制腫瘤細胞的生長，阻止或延緩癌症的發生。紫菜中豐富的膳食纖維可促進大腸蠕動，加速消化，預防結腸癌的發生。多食紫菜還可防治腦腫瘤、乳腺癌、甲狀腺癌、惡性淋巴瘤等。

(4)海　參

海參屬於優質營養品，含有豐富的蛋白質、脂肪、碳水化合物、多種維生素及鈣、磷、鐵等。有助於手術後元氣的恢復，也常用於高血壓、動脈硬化的輔助治療。海參中的黏多糖成分，可提高機體的免疫功能，增強巨噬細胞的吞噬功能，有效抑制癌細胞的生長、增殖和轉移。

(5)帶　魚

帶魚含有豐富的優質蛋白質、不飽和脂肪酸、牛黃酸、多種維生素及鈣、磷、鐵等微量元素。帶魚表面的銀白色油脂層中含有6–硫代鳥嘌呤，與其他抗癌藥物合用，可有效防治急性白血病、胃癌、淋巴瘤等。

癌症病人消化不良者可食用帶魚。但表面變黃的帶魚不宜食用。油炸帶魚時，若將魚炸焦，就會產生一種致癌物質，不應食用。

(6)螃　蟹

螃蟹含有優質蛋白質、脂肪、多種氨基酸、各種維生素及鈣、磷、鐵等。民間流傳著不少以螃蟹防癌治癌的方子。如常食生鹹蟹可防治鼻咽癌。

蟹黃、蟹肉、蟹膏均可食用。但螃蟹性寒，脾虛胃寒、感冒發燒及有胃肝疾病者不宜食用。

(7)甲　魚

甲魚含有豐富的蛋白質、脂肪、多種維生素、糖類、動物膠、碘、鈣、磷、鐵等營養物質，具有較高的藥用價值。甲魚可以調節淋巴細胞的轉化率，調節免疫功能，防止癌細胞突變及擴散、轉移。甲魚還可用於治療與肝癌關係密切的肝硬化和肝炎。與其他藥物結合，可減輕原發性肝癌、胃癌和白血病病人的症狀，增強機體的免疫力，消除腫塊，延長病人的生命。

十二、大豆及其製品的防癌作用

現代營養學發現，大豆的營養價值極高。大豆含有優良植物性蛋白質和脂肪、糖類、維生素、礦物質、纖維素等。大豆及大豆製品不但營養成分豐富、營養價值高，而且對癌症有很好的預防效果，是人們日常飲食中重要的組成部分。

(1)大　豆

大豆含有豐富的異酮素，該物質屬於強抗氧化劑，能夠降低自由基對 LDL（低密度脂蛋白，low density lipoprotein）的氧化作用，抑制腫瘤細胞的生長。對預防前列腺癌和乳腺癌尤有效果。另外，大豆所含的染料木黃酮可抑制引起細胞生長的激素及抑制不正常血管的增生作用。所含的纖維素可促進消化，有利於多餘脂肪的排泄，減少乳腺癌發生的機率。美國的最新研究發現，大豆與大蒜結合，可大大增強機體的免疫力，防癌效果更佳。

(2)豆　漿

豆漿含有豐富的蛋白質、碳水化合物、脂肪、維生素 B_1、維生素 B_2、葉酸、多種礦物質等營養成分，堪稱是「中國的牛奶」。豆漿中的異黃酮具有抗氧化、誘導細胞分化和抑制細胞增殖的作用。據調查發現，經常喝豆漿的女性體內的雌激素和黃體素水平都較低。對預防乳腺癌有一定的效果。若是豆漿與黑芝麻結合，防癌效果會更佳。

(3)豆　腐

豆腐含有豐富的優質蛋白質、不飽和脂肪酸、鈣、磷、鐵、鈉及纖維素、礦物質、多種維生素。豆腐的營養非常豐富，並可預防部分癌症。豆腐中的不飽和脂肪酸可以防止高血壓，延緩細胞衰老，增強機體免疫力。含有的植物性激素可保護血管內皮細胞不被氧化，減輕血管系統的破壞，減輕乳腺癌和前列腺癌的發生。

(4)黃豆芽

與黃豆相比，黃豆芽中維生素C、維生素B_1、維生素B_{12}和胡蘿蔔素的含量大大增加，防癌抗癌的作用也較明顯。另外，黃豆芽配甘草與化學抗癌藥物同用，可提高抗癌藥物的藥效，減少藥物的毒副作用。

十三、有防癌作用的其他糧食

我們日常飲食提倡「雜」而不提倡「精」，可謂是「五穀雜糧，永保健康」。而在這些糧食中，有的就有防癌的作用。除了大豆以外，具有防癌作用的糧食還有綠豆、玉米、小麥、大米、地瓜、芝麻、花生等。

(1)綠　豆

綠豆含有大量的蛋白質、碳水化合物、粗纖維、維生素B_1、維生素B_2、煙酸、胡蘿蔔素、鈣、磷、鐵等，營養素含量極高。綠豆具有解毒的功能，可解除細胞的毒性，增強機體的免疫力，抑制癌細胞的生長。

(2)玉　米

玉米含有蛋白質、脂肪、碳水化合物、胡蘿蔔素、植物纖維、多種維生素、微量元素、鈣等，具有很好的防癌抗癌作用。玉米中所含的氨基酸可抑制癌細胞的生長，減輕抗癌藥的毒副作用。豐富的植物纖維可促進胃腸蠕動，防治腸癌。多種維生素和胡蘿蔔素可防止自由基被氧化，抑制癌細胞的生長。發霉的玉米中含有致癌物質，不可食用。

(3)小　麥

小麥含有大量的澱粉、蛋白質、脂肪、糖、卵磷脂、粗纖維、維生素 B_1、維生素 B_2、維生素 E、鈣、磷、鐵等，可增強機體免疫力，有效防癌抗癌。小麥麩皮中含有高纖維素和 B 群維生素，可促進腸的蠕動，加速有毒物質的排出，防止結腸癌和乳腺癌。

(4)大　米

大米含有大量的澱粉、蛋白質、脂肪、纖維素、B 群維生素、多種有機酸、鈣、磷、鐵等。大米可以為機體提供大量的熱能，增強人體的免疫力。其所含的多糖類化合物可抑制癌細胞的生長，防止癌症的發生。大米的多種營養成分都集中在表皮層，因此，在煮飯時不宜過分淘洗，以免營養物質的大量流失。

(5)地　瓜

地瓜含有豐富的蛋白質、碳水化合物、多種維生素、胡蘿蔔素、纖維素及鈣、磷、鐵等，營養價值很高。其中的胡蘿蔔素、維生素 A、維生素 C、纖維素及微量元素等，都具有防癌的作用。地瓜中大量的粗纖維可促進腸的蠕動，加速腸內容物的排出，可預防結腸癌。地瓜生食或烤食都可有效抑制癌細胞的生長。

(6)芝　麻

芝麻含有豐富的蛋白質、脂肪、粗纖維、核黃素、維生素 E、糖及鈣、磷、鐵等。芝麻中含有的抗氧化劑，可有效清除自由基，防止自由基被氧化，對癌細胞的生長起到抑制作用。

(7)花　生

花生含有蛋白質、脂肪、不飽和脂肪酸、多種維生素、纖維素、鈣、磷、鐵等。其中維生素、纖維素等可清除體內的自由基，具有防癌的作用。纖維素可促進胃腸的蠕動，防止便秘，減少結腸癌的發生。

霉變的花生中含有致癌物質黃麴黴素，不可食用。

十四、常飲茶可以防癌抗癌

飲茶在中國有著悠久的歷史。傳說早在神農氏時就「以茶解毒」了。後來，唐代的陸羽在《茶經》中表明，茶具有解毒、醒酒、治病、解渴、興奮的功效。

茶葉中含有多酚類物質、咖啡鹼、蛋白質、糖類、脂類、維生素、礦物質、微量元素等多種營養成分。其中的多酚類物質、維生素和礦物質具有防癌抗癌的功效。

1. 具有防癌抗癌功效的營養成分

(1) 多酚類化合物

茶葉中的多酚類化合物具有抗氧化活性，可以有效阻斷多種致癌物質在體內的合成，抑制細胞突變，防止癌症的發生。同時，該物質可調控致癌物代謝酶類，抑制亞硝化反應，阻斷亞硝基化合物的形成。

(2)維生素

綠茶含有大量的維生素C，這是一種強有力的抗氧化劑，可抑制癌細胞的生長。而紅茶經發酵後，營養遭到破壞，維生素C的含量較低。茶葉中的維生素E和胡蘿蔔素可清除自由基的作用，防止細胞癌變，減少癌症的發生率。

(3)礦物質

茶葉中含有多種礦物質，如鈣、磷、鉀、鈉、錳、鐵、鎂、硒等。其中的硒可提升機體的免疫功能，防止細胞突變，有利於減少癌症的發生。

2. 防癌抗癌的作用機理

(1)抑制癌細胞生長

據第一軍醫大學南方醫院消化內科研究所和湖南醫科大學腫瘤研究所的相關研究證實，茶葉中的某些成分能阻斷癌細胞的生長，致使癌細胞凋亡。

(2)抑制與癌變相關的酶的作用

茶多酚可抑制與癌症相關的酶的活性，防止癌的發生和轉移。加強可解毒致癌物質的酶的作用，防止癌症的發生。

(3)防止細胞突變

日本的相關研究發現，茶多酚可有效抑制引起突變的突變原的作用。另外，茶多酚也可提高吞噬細胞的吞噬指數，有利於消除發生突變的細胞。

中國學者研究出，茶色素和茶單寧可抑制細胞突變。第二軍醫大學的一項研究表明，茶葉的水提取液可阻斷醬油的亞硝化過程，防止亞硝化引起醬油的突變。

(4)解除輻射損傷

彩色電視、電腦的普及、手機的流行、核科學的發展及各種與放射有關的工作，使我們生活在一個充滿輻射的大環境中。輻射對人體造成的損傷不容忽視。茶多酚中的多酚羥基結構可高效清除自由基。另外，茶葉中的脂多糖也具有很好的抗輻射作用。

(5)拮抗煙的危害

茶含有的咖啡鹼可對菸草的各種有害物質產生拮抗作用，對吸入身體的毒素進行解毒。因此，一邊吸菸，一邊喝茶可降低患癌的可能性。

3. 飲茶注意事項

茶在多方面具有防癌抗癌的功效，常飲茶可以有效預防癌症。但怎樣使茶的防癌效果發揮到最好，則需要我們的注意。在所有茶中，綠茶的防癌效果最好，新茶較陳茶好。茶葉應妥善保存，以防被氧化。

泡茶的水以 90℃左右的沸水最佳。最好不要飲用第一道茶水，以免農藥或鉛等有害物質。茶宜飯後 30 分鐘～1 小時飲用，但不宜飯後立即飲用，以免影響營養物質的吸收。也不宜睡前飲用，以免影響睡眠。

十五、喝牛奶有防癌抗癌的效果

日本曾提出「一杯牛奶強壯一個民族」。近幾年來，牛奶的營養價值也已得到廣泛地認可。牛奶中含有豐富的蛋白質、脂肪、碳水化合物、多種維生素、氨基酸及各種礦物質元素。

1. 牛奶中的防癌抗癌成分

(1)脂類物質

牛奶中含有的共軛亞油酸、神經鞘磷脂、丁酸、醚酯及胡蘿蔔素、維生素D、維生素E、維生素C和硒等，都具有抗癌的作用。由牛奶脂肪中的物質轉變而來的共軛亞油酸對預防和抑制乳腺癌有很好的效果。所含的神經鞘磷脂可活化T細胞和B細胞的作用。丁酸可抑制乳腺癌和腸癌等的細胞的分化，誘導腫瘤細胞的死亡，防止癌細胞轉移。乳脂中含有的醚酯可誘導癌細胞的分化和凋亡，抑制其入侵和防止其發生轉移。

(2)鈣

牛奶中鈣的含量很高。每250克牛奶中約含有300毫克的鈣。且牛奶中的鈣和蛋白質結合，可使牛奶中鈣的吸收率達到70%～80%。牛奶中的乳糖，與鈣形成低分子量可溶性結合物，進一步促進鈣的吸收。鈣與腸內的次級膽酸中的脫氧膽酸結合為不溶性物質，可預防結腸癌。

另外，牛奶中的乳糖可調節胃酸、促進胃腸蠕動和促進消化腺的分泌作用，可減少結腸癌的發生。所含的核黃素也具有防癌的作用。

2. 牛奶與癌症的關係

(1)減少乳腺癌的發病率

多種實驗及研究證明，牛奶中的亞油酸可有效阻斷乳腺癌細胞的生長和阻止其轉移。每日飲用一杯酸牛奶，可產生干預人體內腸肝循環功能的物質，減少人體對脂肪的吸收。而脂肪吸收過多，是人體罹患乳腺癌的主要原因。因此，飲用適量的酸牛奶，可以提高機體的營養水平，增強人體的免疫力，減少乳腺癌的發病率。

(2)降低胃癌的發病率

日本的調查及動物實驗表明，牛奶中的酪蛋白可阻止胃內亞硝胺的合成，降低胃癌的發病率。中國醫學研究發現，喝牛奶可根除幽門螺桿菌感染。而根除幽門螺桿菌可有效地在早期預防胃癌的發生。

(3)預防大腸癌的發生

牛奶中的乳鐵蛋白可抑制大腸癌的發生，並可防止大腸癌細胞的擴散和轉移。酸奶中的乳酸菌可分解亞硝胺，使其不能發揮作用，從而達到預防大腸癌的效果。酸奶中的酪蛋白可提高人體的免疫力，減少癌症的發生。

近年來的研究發現，牛奶中含有一種腫瘤抑制因子，可抑制癌細胞的生長和發展，增強巨噬細胞的吞噬和自然殺傷細胞的殺傷能力、淋巴細胞的增殖能力。

3. 飲用牛奶注意事項

牛奶不宜在早晨空腹飲用，不易被吸收。最好在傍晚或睡前半小時飲用，既有助於睡眠，也可以更好地發揮牛奶的防病功效。

煮牛奶時，不應將牛奶與糖一起煮，而應等牛奶煮開後再放糖，否則會產生對人體有害的果糖基賴氨酸。牛奶中可加白糖，但不宜加紅糖，以防牛奶變性，發生凝膠或沈澱。

十六、多吃番茄有防癌作用

番茄，又稱西紅柿，既是蔬菜又是水果，營養價值極高，被稱為「神奇的菜中之果」。番茄含有豐富的脂肪、蛋白質、糖類、多種維生素、胡蘿蔔素、番茄素、尼克酸等。

1. 番茄中的防癌抗癌成分

番茄中含有一種被稱為「番茄紅素（lycopene）」的植物色素，即促使番茄發紅的一種色素。番茄紅素主要存在於番茄中，但在其他的紅色果肉，如西瓜、葡萄、木瓜等中也有。番茄紅素主要分佈在機體的脂肪組織中。它具有較強的抗氧化性，約為 β－胡蘿蔔素的 2 倍，可以防止細胞受損，並可修復受損的細胞。近來有研究稱，番茄紅素可以對抗免疫細胞白細胞產生的大量自由基，保護白細胞免受傷害。

番茄紅素還可增加機體 T 淋巴細胞的數量，並能使突變的 T 淋巴細胞恢復正常，以此提高機體的免疫力。相關醫學研究及動物實驗表明，番茄紅素可以抑制癌細胞的增殖及誘導癌細胞凋亡。

2. 番茄與癌症的關係

番茄中的番茄紅素可抑制多種癌症的發生，對前列腺癌和乳腺癌的預防效果尤為顯著。多倫多大學的一名教授其研究稱，前列腺癌患者血液中的番茄紅素水平較低。而每天喝 2 次番茄汁，每次 500 毫升，1 個月後血液中的番茄紅素水平就會大大升高。

美國一位專家的研究發現，患者血液中番茄紅素含量增加時，前列腺特異性抗原（PSA）就會相對減少，這表明前列腺癌較不活躍。

多倫多大學的另一教授稱，食用番茄可以減少乳腺癌的發病率。另外，番茄的攝取量與肺癌、胃癌、胰腺癌、直腸癌、食管癌、口腔癌、宮頸癌等的發病率都有一定的關係。

3. 食用番茄注意事項

番茄的吃法很多，可以生拌、熟炒等，但未熟的番茄不能食用。青番茄中含有有毒物質龍葵素，食用後可能發生食物中毒。番茄加熱後，其營養物質更易被人體吸收。

另外，在烹製番茄時，可加入適量的不飽和脂肪酸油脂（如大豆油、玉米油、菜籽油、橄欖油等），以利於番茄紅素溶入油脂載體，被人體吸收。

第三章
人體免疫力

人體免疫力，即人體對病原體或毒素所具有的抵抗力，包括天然免疫力和獲得性免疫兩種類型。兩者共同作用，保障人體免受病原體的侵入和防止病菌的繁殖。對侵入體內的病菌由免疫應答反應，產生抗體進行對抗，防止疾病的產生。免疫力過低或免疫力缺陷，會引發多種疾病，甚至使正常細胞發生癌變。提升人體的免疫力，就可以增強人體抵禦疾病、戰勝癌症的能力。

一、關於人體免疫力

人體免疫力即人體對病原體或毒素所具有的抵抗力。「免疫」（immunity）一詞源於拉丁文 immunitas，原意為免除賦稅和差役；在醫學中指免除瘟疫（即傳染病），即機體識別異己抗原，對其產生抵抗力並將其清除，而對自身組織的抗原成分則進行維持耐受。

免疫力可分為天然免疫力和獲得性免疫兩種類型。前者是種族長期進化的結果，具有遺傳性；後者主要是由接種疫苗的方式來獲得免疫力。

關於「免疫」，中國春期戰國時的醫學著作《黃帝內經》裏就有了描述，書中把致病因素稱為「邪氣」，把對抗疾病的能力稱為「正氣」。所謂「正氣」，即包含了現代醫學所說的人體免疫能力。

人體免疫力可以保障人體免受病原體的侵入和防止病菌的繁殖。當病菌侵入體內時，人體會產生抗體進行對抗，防止疾病的產生。就是因為人體特有的免疫力，才使人在面對各種變異因素時，可以「化險為夷」，遠離疾病。如果免疫力受到損害，免疫功能不全或缺失，會造成體液、細胞、吞噬功能等方面的免疫缺陷，進而引發各種疾病，這其中就包含著令人恐懼的惡性腫瘤。

二、人體免疫系統的構成

免疫系統是機體負責執行免疫功能、保護自身的防禦性組織系統。免疫系統可分為免疫器官、免疫細胞和免疫分子。免疫器官是免疫細胞生長和定居的場所。由中樞免疫器官（包括骨髓、胸腺）和外周免疫器官（包括脾臟、淋巴結和黏膜免疫細胞）組成。

各類免疫細胞（包括淋巴細胞、抗原細胞、粒細胞及其他免疫應答和效應的細胞）在免疫器官中執行著免疫的功能。其中淋巴細胞在全身免疫系統中起著關鍵作用，它使免疫系統具有識別能力和記憶能力。淋巴細胞經血液和淋巴流經全身，將全身的淋巴器官和淋巴組織連成一個有機的整體，形成人體的免疫系統。

其中的 T 淋巴細胞和 B 淋巴細胞在特異性免疫應答中

發揮著細胞免疫和體液免疫的效應；抗原細胞具有攝取、加工、處理抗原的能力，並能將經過處理的抗原為遞呈給特異性 T 細胞；各類的粒細胞發揮著非特異性免疫應答。

免疫分子是由免疫細胞（或非免疫細胞）製造的具有特殊功能的化學物質，也是免疫系統的組成部分，如由活化的免疫細胞產生的免疫球蛋白、細胞因數等多種效應分子、表達於免疫細胞表面的特異性抗原受體、CD（白細胞分化抗原）分子、黏附分子、主要組織相容性分子等各類膜分子。

三、人體免疫系統的功能

人體的免疫系統是機體用來抵抗疾病、保護自身的系統。它透過免疫器官、免疫細胞、免疫分子的共同作用，阻止外來病菌的侵入，保持細胞的正常機能，抑制細胞癌變，起到防癌、抗癌的功效。

免疫系統防病抗癌的功能主要體現在以下三個方面。

1. 免疫防禦

主要是指機體對外來抗原的抗感染、免疫保護的功能，抵禦外來病原微生物的侵害。免疫系統在人體內有「巡視偵探」作用，一旦發現外來細菌、病毒或是發現體內正常細胞發生變異，就將其揪出來，並將其消滅，以防止細胞的癌變。

但在異常情況下，免疫系統的這一功能也可能對機體產生不利影響：若應答時間過長或應答過強，該系統在消滅病菌的同時，有可能損傷機體組織或致使機體組織功能異常；若應答過低或缺失，則可發生免疫缺陷病。

2. 免疫自穩

即免疫細胞對損傷或衰老的細胞及新陳代謝產物的清除作用，排除入侵的病原、抗原，以便實現免疫系統功能的相對穩定性，防止癌變。它如道路環保工人一般，發揮著人體的自然清除功能，保障著機體的正常運行。

該機制若發生異常，可能會使機體在進行清除工作時，出現「自己」和「非己」的辨識紊亂，導致自身免疫病。

3. 免疫監視

人體各功能的作用，都受到內外各種因素的影響，其中可能就有一些致病因素，致使正常個體的組織細胞出現遺傳信息錯誤或產生突變，形成癌細胞。

機體的免疫系統由自身的監視功能，可識別這些異常細胞並會將其清除，防止癌細胞的生長和繁殖。

若該功能出現異常，則可能引起細胞癌變，導致腫瘤的發生或持續的感染。

四、非特異性免疫與特異性免疫

機體的免疫系統可以分為非特異性免疫和特異性免疫兩類。

1. 非特異性免疫

即固有免疫，又稱天然免疫，這是機體抵抗外來微生物侵襲的第一道防線，是種族長期進化形成的，具有遺傳性，作用範圍較廣，並不針對某一特定的抗原，而是對所有的外來病原微生物一律有效。該免疫系統主要包括皮膚、黏膜、淋巴結和白細胞。

皮膚是人體直接與外界接觸的部分，其表面附著大量的細菌。而皮膚具有由分泌汗液和分解脂肪酸形成酸性環境的功能，這樣就使大部分的病菌因為失去了存活的條件而被殺死。人體的黏膜包括消化道黏膜、呼吸道黏膜和胃黏膜。消化道黏膜既可以阻擋細菌的侵入，同時它還具有把侵入的病菌排出體外或消滅的功能。

淋巴組織遍及全身，淋巴循環將全身的各淋巴組織連成了一個系統。在流經全身眾多的免疫器官時，將病菌、毒素、癌細胞等有害物質過濾掉，起到免疫的作用。而淋巴結及其他免疫器官內的免疫細胞則可以吞噬或破壞進入人體的各種細菌、病毒及衰老、死亡、變異的細胞，過濾並清除各種異物，防止癌症的發生。

當病菌突破淋巴結的防禦功能時，血液中的白細胞就會加速增殖，與各種病菌進行抗爭。所以，有炎症時，人體內的白細胞的數量就會增加。

2. 特異性免疫

即獲得性免疫。特異性免疫是後天獲得的，僅針對特定的抗原而產生，也只對特定的抗原有免疫力。又稱體液免疫及細胞免疫。體液免疫是指依靠產生特異性抗體來抵抗某種特定疾病的辦法。細胞免疫指的是，由對淋巴細胞的刺激作用，使其釋放出各種淋巴因子，增加淋巴細胞的數量，增強淋巴細胞的吞噬能力。同時，淋巴細胞內還能加速產生殺菌物，清除和消滅侵入的病菌，減少癌症的發病率。細胞免疫中主要起免疫作用的是 T 淋巴細胞和 B 淋巴細胞。

這兩種免疫系統除了功能特點不同外，作用的時間和時效也不同。一般情況下，非特異性免疫作用的時間較短，作用的時效在 96 小時以內。而特異性免疫作用的時間長，作用時效在 96 小時以後。

五、什麼是中樞免疫器官

免疫器官是指實現免疫功能的器官和組織，中樞免疫器官是各種免疫細胞產生、分化、生長、成熟、增殖和產生免疫應答的場所，並對外周免疫器官的發育起著主導作用。人體的中樞免疫器官包括胸腺和骨髓。

1. 胸　腺

胸腺位於胸骨後，甲狀腺下方，心包上方，由一層結締組織被膜覆蓋在胸腺表面。胸腺內的細胞包括胸腺基質細胞和胸腺細胞。胸腺是 T 細胞生長、分化和成熟的場所。胸腺細胞主要是來源於骨髓的前 T 細胞，在胸腺內經過複雜而殘酷的選擇性發育，其中 5%的細胞分化為成熟的 T 細胞，其餘的都凋亡。

胸腺的大小隨年齡的變化而變化。出生後至青春期胸腺逐漸增長，青春期後開始萎縮，但仍有一定的免疫功能。老年期胸腺明顯縮小，分泌的激素和因數減少，培育T細胞的作用減弱，人體的免疫力降低。胸腺基質細胞產生的多種肽類胸腺激素不但可促進胸腺細胞的分化成熟，並具有免疫調節的功能，對外周T細胞的成熟起著一定的作用。同時，胸腺皮質內毛細血管及其周圍結構具有屏障的作用，可阻止血液中大分子物質的進入。

2. 骨　髓

骨髓是重要的中樞免疫器官，包括紅骨髓和白骨髓。紅骨髓由結締組織、血管、神經和實質細胞組成，具有活躍的造血功能。骨髓是多種免疫細胞產生的場所。在骨髓微環境下，骨髓造血幹細胞首先分化為髓樣幹細胞和淋巴樣幹細胞。髓樣幹細胞再分化為粒細胞、紅細胞、單核細胞、血小板。淋巴樣細胞中的一部分經血液循環到達胸腺，進一步分化為具有免疫力的、成熟的T淋巴細胞；另一部分在骨髓中分化為成熟的B淋巴細胞和自然殺傷細胞（即NK細胞）。成熟的B淋巴細胞經血液循環後，最終定居在外周免疫器官。

另外，骨髓也是B細胞發生應答的場所。外周免疫器官中的記憶性B細胞在抗原的刺激下被啟動，循環至骨髓後分化為成熟的漿細胞，並釋放大量抗體至血液循環。

與外周免疫器官中發生的應答相比，骨髓中發生的應答產生抗體的速度慢，但可持久大量地釋放抗體，是血清抗體的主要來源。

六、什麼是外周免疫器官

外周免疫器官又稱二級免疫器官，包括淋巴結、扁桃體、脾臟和黏膜免疫系統。外周免疫器官是成熟的T細胞、B細胞定居和增殖的場所，也是它們接受抗原刺激後進行免疫應答的場所。

1. 淋巴結

淋巴結被形象地比喻為人體的「警報器」，它位於人體的淺層，有何異常變化都極易被發覺。人體有500～600個淋巴結，分佈於全身各處非黏膜部位的淋巴通道上。

淋巴結分為皮質和髓質兩部分。其中皮質又是由淺皮質區、深皮質區和皮質淋巴竇組成的。淺皮質區是B細胞定居的場所，稱為非胸腺依賴區。深皮質區是T細胞定居的場所，又稱胸腺依賴區。

髓質由髓索和髓竇組成，髓索內含有B細胞、部分T細胞、漿細胞、肥大細胞和巨噬細胞，對侵入人體的病原微生物及病毒有著過濾的作用。

2. 脾　臟

脾臟是人體最大的淋巴器官，由白髓、紅髓、邊緣區三部分組成。白髓由密集的淋巴組織構成，為T細胞和B細胞的居住區，並含有少量的巨噬細胞。白髓與紅髓的交界處為邊緣區，是血液及淋巴細胞進出的通道，含有T細胞、B細胞和巨噬細胞。

脾臟中 B 淋巴細胞約占 60%，T 淋巴細胞約占 40%。脾臟不但是免疫細胞定居的場所，也是淋巴細胞接受抗原並產生免疫應答的場所。同時，脾臟還可清除血液中的病原體和衰老、死亡、變異的細胞，提高機體的免疫力，防止細胞癌變。

3. 黏膜免疫系統

又稱黏膜相關淋巴組織，是人體重要的防禦屏障，主要指呼吸道、腸道及泌尿生殖道黏膜固有層和上皮細胞下的淋巴組織以及某些帶有生髮中心的器官化的淋巴組織，如扁桃體、小腸的集合淋巴結、闌尾等。

其中與鼻相關的淋巴組織包括咽扁桃體、腭扁桃體、舌扁桃體及鼻後部其他淋巴組織，其主要作用為抵禦經空氣傳播的微生物感染；與腸相關的淋巴組織包括派氏集合淋巴結、淋巴濾泡、上皮間淋巴細胞和固有層淋巴組織，其主要作用為抵禦入侵腸道的病菌微生物感染。

其中的 B 淋巴細胞、T 淋巴細胞和巨噬細胞可有效防止癌變的發生。黏膜相關部位的淋巴小結對黏膜局部免疫起著重要的作用。

七、主要的免疫細胞有哪些

人體的免疫細胞是指所有參與免疫應答或與免疫應答有關的細胞，包括造血幹細胞、淋巴細胞、吞噬細胞、樹狀突細胞以及其他免疫細胞。

1. 造血幹細胞

又稱多能幹細胞，是一切血細胞的原始細胞。該類細胞具有多潛能性，具有複製和分化兩種功能。其中，造血幹細胞的分化又可產生細胞免疫和體液免疫。當造血幹細胞出現異常時，可引起嚴重的混合型免疫缺陷病。

2. 淋巴細胞

根據來源和功能的不同，淋巴細胞又可分為 T 淋巴細胞、B 淋巴細胞和 NK 細胞，其中 T 淋巴細胞和 B 淋巴細胞具有特異性免疫功能，而 NK 細胞為非特異性免疫細胞。

(1) T 淋巴細胞

簡稱 T 細胞，是來自骨髓的淋巴樣幹細胞，在胸腺內分化、成熟為淋巴細胞。在外周血中占淋巴總數的 65%～75%。T 細胞在流經全身的免疫器官時，發揮著細胞免疫和免疫調節的作用。對胞體內寄生的各種細菌、病毒、真菌、寄生蟲等病原體具有抗感染的防禦能力。

成熟的 T 細胞表面具有 T 細胞抗原受體，可對特定抗原發生免疫應答，具有抵禦癌變的功能。

(2) B 淋巴細胞

簡稱 B 細胞，是在骨髓內發育成熟的淋巴細胞。B 細胞成熟後會離開骨髓進入外周循環，但 B 細胞在外周血中的含量較少，占淋巴細胞總數的 10%～15%。這是因為進入外周循環的 B 細胞若未遭遇相應的抗原，就會在數週內死亡。只有在遭遇特異性抗原時，才會發生活化、增殖，並分化為可產生抗體的漿細胞，發揮其清除病原體的作用。

(3) N K細胞

又稱自然殺傷細胞，它來源於骨髓前體細胞，在骨髓的微環境下發育、成熟。自然殺傷細胞的數量較少，但具有自然殺傷作用、抗體依賴殺傷作用、淋巴因數啟動的殺傷作用以及免疫調節的作用。NK 細胞可對 T 細胞、B 細胞和骨髓幹細胞進行調節和免疫應答。NK 細胞缺陷可能造成自身免疫或自身免疫病的發生。

3. 吞噬細胞

吞噬細胞主要包括單核–巨噬細胞和中性粒細胞。

(1) 單核——巨噬細胞

該細胞來源於骨髓中的骨髓樣幹細胞。單核細胞隨血液流經全身各組織並發育成熟為巨噬細胞（一種特殊的具有胞吞作用的細胞，主要用於攝取特殊的生物大分子，如蛋白質、激素、淋巴因子）。

巨噬細胞具有較強的吞噬和殺傷能力，由吞噬、吞飲等作用，將侵入的病原體微生物及體內衰老、死亡、癌變的細胞吞噬掉。巨噬細胞中豐富的溶酶體，對細胞內寄生的病原體也具有一定的殺傷力。

(2) 中性粒細胞

該細胞有多葉形核和嗜中性顆粒，是人體外周中主要的免疫白細胞。胞體內豐富的溶酶體、過氧化物酶、酶性磷酸酶等具有吞噬和清除病原微生物的功能。在各類炎症時，該細胞發揮著重要的作用。

八、什麼是抗原與抗體

1. 抗　原

抗原是一類可被 T 淋巴細胞和 B 淋巴細胞識別，並能促使其發生分化和增殖、刺激機體免疫系統產生相應的免疫應答的物質。

抗原具有兩個重要的特性：① 免疫原性，指抗原刺激機體產生免疫應答的能力；② 抗原性或免疫反應性，指抗原與其所誘生的相應的抗體和效應淋巴細胞發生特異性結合的能力。

同時具備以上兩種特性的物質為完全抗原，又稱免疫原，僅具備免疫反應而不具備免疫原性的物質為半抗原或不完全抗原。醫學上重要的抗原主要有異種抗原、同種異型抗原、自身抗原、異嗜性抗原和超抗原等五種。

(1) 異種抗原

細菌、病毒、螺旋體等病原微生物對人體來說都是異種抗原，具有較強的免疫原性，醫學上常用來製造接種疫苗。如外毒素疫苗，可預防由外毒素引起的疾病；用類毒素製成防治破傷風、肉毒、白喉及毒蛇咬傷的抗毒素疫苗。這主要是經由抗毒素的作用，刺激機體產生相應的抗體。

(2) 同種異型抗原

是指存在於同一物種的不同個體，由於遺傳基因的不同而出現組織、結構的不同，並由此產生的抗原。人類重要的同種異型抗原有血型抗原（包括 ABO 血型抗原和 Rh 血型抗原）和人類白細胞抗原。血型抗原在輸血中起著重要的作用，而人類白細胞抗原與移植排斥反應相關。

(3) 自身抗原

自身抗原是指機體在自身受到外來傷害或感染時，對自身產生免疫應答的一種抗原。又可分為隱蔽自身抗原（不引起細胞分子結構的改變）和修飾自身抗原（引起細胞分子結構的改變）。

(4) 異嗜性抗原和超抗原

異嗜性抗原是一種在動物、植物、微生物和人體內共同存在的抗原。而超抗原是一類特殊的抗原物質，無嚴格的抗原特性，可產生很強的免疫應答。

2. 抗　體

在抗原的刺激作用下，免疫系統中的 B 細胞轉化為漿細胞，抗體即指由漿細胞產生的可與抗原發生特異性結合的球蛋白。

抗體主要存在於血清及某些體液和外分泌液中。但抗體是生物學和功能上的名稱，與球蛋白是結構和化學本質上的概念。抗體主要有三種類型：多克隆抗體、單克隆抗體和基因工程抗體。

(1) 多克隆抗體

又稱第一代抗體。天然抗原由多種抗原決定簇組成，每種決定簇均可啟動相應的抗原受體 B 細胞，並能產生針對特定抗原決定簇的抗體。一般用動物製備的免疫血清即為多克隆抗體。

(2)單克隆抗體

又稱第二代抗體。主要是針對一個抗原決定簇，由一個B細胞分化增殖的子代細胞集團。用於雜交瘤技術製備的即為單克隆抗體。單克隆抗體純度高、特異性強，少或無血清交叉反應，因而提高了對各種傳染病、癌症、內分泌疾病等診斷的準確性。

(3)基因工程抗體

又稱第三代抗體。即用基因工程的方法產生抗體，這是隨著DNA重組技術的發展而出現的一種新的產生抗體的方法。

九、什麼是免疫應答

免疫應答是指機體免疫系統受抗原刺激後，體內抗原特異性淋巴細胞識別抗原分子，發生活化、增殖或失能、凋亡等，進而表現出一定的生物學效應的全過程。淋巴細胞對抗原的特異性識別能力受遺傳基因的控制，並在個體發育過程中形成。

1. 生理性免疫應答反應

免疫應答最基本的生物學意義是識別「自己」與「非己」，從而清除體內「非己」的抗原性物質，使機體免受異己物質的侵害，保持體內環境的相對穩定性。

正常情況下，機體對「非己」抗原產生正應答，將其清除出體內，而對自身的抗原產生負應答，保護機體組織免受損傷。這被稱產生理性免疫應答反應。

2. 病理性免疫應答反應

若免疫應答出現異常，則會對機體造成損傷，即為病理性免疫應答反應。免疫應答異常包括三種情況：

① 對「非己」抗原產生過高應答，即超敏反應；

② 對「非己」抗原應答水平過低，導致免疫功能低下或缺陷，誘發嚴重的感染或腫瘤；

③ 對自身產生應答，引起自身免疫病。

3. 免疫耐受

在某些特定情況下，免疫細胞在受到抗原的刺激後，並不產生免疫應答反應，而是形成免疫耐受的狀態。免疫耐受是免疫應答的一種特殊類型，即機體免疫系統對某種抗原物質的特異性無應答狀態。

免疫耐受既可天然獲得，也可人工誘導獲得，它與許多臨床疾病的發生、發展和轉歸有著一定的關係。因此，人們試圖設法消除免疫耐受、激發免疫應答來達到消除某些感染性疾病或抑制腫瘤的生長。

在感染的早期，由非特異性免疫應答執行防禦功能；繼非特異性免疫之後，特異性免疫經抗原刺激而使 T 淋巴細胞和 B 淋巴細胞活化，產生免疫效應細胞，殺傷並清除抗原。特異性免疫在促進疾病痊癒和防止再感染中起著重要的作用。

不同的抗原可誘導不同的免疫應答反應。如細菌的莢膜多糖和脂類抗原可誘導免疫球蛋白 M 應答，而蛋白質抗原則可刺激機體產生細胞免疫和體液免疫。細胞內的微生物可引起細胞免疫，而可溶性蛋白抗原則可激發體液免疫。

十、導致免疫力下降的原因

隨著工業的發展、社會的進步和人們生活水準的提升，現代人的生活方式變得時尚化和多樣化。但與此同時，人體的免疫力卻在種種現代因素的影響下，不斷的下降，各種疾病和癌症在我們的生活中也越來越多見。導致現代人免疫力下降的原因可以從以下幾個方面來看。

1. 大氣污染

據相關調查資料，目前我們周圍的空氣中含有的化學物質已達 8 萬種。而我們每天就生活在這樣一個化學物質氾濫的環境中，它不但使人類淋巴細胞反應能力降低、機體的免疫力下降，還會引起呼吸道疾病、肺部疾病、心臟病，甚至影響人們神經系統的功能，更增加了我們患癌的危險性。

這些化學物質的來源是多方面的，一是工業煙霧和廢氣的排放，致使空氣中充滿了有害的物質，其中就含有大量的致癌物質，如鉛、鎘、汞、鉻、硝酸鹽等及一些病菌和病毒，對人體的免疫力有著很大的影響。

二是居民做飯和取暖所產生的煤煙油氣污染，使我們的天空變得「烏煙瘴氣」，炒菜時如果油溫過高，氧化物分解會產生包括一些致癌物質在內的多種化合物，對人體造成很大傷害。

三是大量汽車尾氣的排放，使空氣中含有各種煙塵、粉屑、廢氣等，氣味刺鼻，而這些污染物中就有一些化合物具有致癌作用。

2. 居室精裝修

隨著一幢幢高樓拔地而起，對房屋進行精裝修，就成了現代人的時尚追求。但據室內環境專家稱，室內裝修材料對人們的健康危害很大。這是因為部分裝修材料中含有甲醛、苯、氨、氡及一些放射性物質，長期住在這樣的房子裏，免疫力勢必下降。

為了最大限度地減少室內污染對人體的傷害，大家在裝修時可根據國家標準選用裝飾材料，並注意房間的通風和空氣的淨化。

3. 飲食不科學

現代人的飲食真是多樣化，醃、泡、煎、炒、燒、烤、涮、炸及各式各樣的速食等，但這豐富多彩的飲食中卻隱藏著致病危機，有可能使人體免疫力下降，有的飲食方式還具有致癌的危險性。

首先是醃、泡、煎、炒、燒、烤、涮、炸的食品，它們在帶給人們獨特風味的同時，卻也帶來了各種病菌，尤其是醃製、燻烤、油炸的食品，在製作的過程中，會產生一些致癌物質，增加了人們患癌的概率。

西式速食屬於高熱量食物，多吃會影響消化系統功能的發揮，易引起肥胖，而肥胖又可誘發多種疾病。

現代飲食中存在的另一個危險因素就是食品添加劑。

在各類飲料、粥類、糖果、醬菜等中，都有食品添加劑。而食品添加劑在豐富我們的味覺和視覺的同時，也成了我們飲食中的隱形殺手，危害著我們的健康。

4. 美容化妝

俗話說「愛美之心，人皆有之」。現代人尤其注重美容化妝。於是，各種美容化妝品充斥了市場，成了現代女性必不可少的追求。這些美容化妝品中都含有大量的化學成分，對人體的傷害是不可小視的。更為嚴重的是，各種假冒偽劣和質量不合格的化妝品也在「濫竽充數」。這些美容化妝品及美容化妝方式在改變人的外部形象的同時，卻為我們的健康埋下了極大的隱患。

一些質量不過關的口紅中含有鹼性蕊香紅，致癌性極強。當抹在唇上的口紅隨著食物進入胃和消化系統，就會慢慢地累積，到一定程度後就會發生癌變，危害人體健康。某些胭脂中及染髮劑中含有各種致癌物質，它們也會慢慢侵入人體，並在一定的時機發生癌變，滋生癌細胞，危害人的生命。

另外，免疫力下降也與現代緊張的生活節奏、繁忙的工作和巨大的壓力有關。這些因素致使人們過度疲勞，機體的免疫功能下降。

十一、提升免疫力戰勝癌症

正常人體每天約有 10^{11} 個細胞處於分裂的狀態，而由於某些致病因素的存在，致使正常個體的組織細胞出現遺傳信息錯誤或產生突變，形成癌細胞，正常細胞可能發生變異的機率為 $10^{-9} \sim 10^{-7}$。免疫系統由自身的免疫監視功能，將這些發生變異的細胞及時發現並將其清除，防止癌症的發生。

機體存在的抗腫瘤的免疫學效應機制，包括先天性免疫和獲得性免疫兩類。在預防和抵抗癌症方面，兩者共同發揮著作用。

一般特異性免疫對免疫原性較強的腫瘤起著作用，而非特異性免疫則在防治免疫性較弱的腫瘤時起著更為重要的作用。正是由於免疫機制的存在，某些惡性黑色素腫瘤、神經母細胞腫瘤等可以自發消退，而有免疫缺陷病的患者患腫瘤的概率則較高。

但在免疫系統正常的情況下，有時也會出現腫瘤細胞的「漏網」現象。即在腫瘤生長的早期，由於體內腫瘤細胞的數量很少，機體免疫系統未能及時識別並對其產生免疫應答，隨著腫瘤迅速生長、增殖，腫瘤抗原的編碼基因就可能發生突變，干擾或逃避機體的免疫識別。

目前癌症治療以手術治療為主，同時輔以化學治療和放射治療。但最根本的方法還是提高機體的免疫力，增強機體對癌症的防禦和抵抗能力。而增強機體免疫力和抵禦癌症的能力，則需要從日常飲食與生活方式開始。

(1)吃對食物，均衡營養

飲食應多樣化，可交替進行。多食富含皂角和纖維的五穀雜糧，分解並排出體內的致癌物質。避免食用含有飽和脂肪酸和反式脂肪酸油的食物。多食用新鮮的蔬菜、水果、黃豆製品及魚類、核果類食物。

(2)正常休息，充足睡眠

只有適當的休息，才能使人體各機能正常發揮修補和代謝的功能，提升機體的免疫力。而充足的睡眠是最好的休息方式，它不僅可以使體力和腦力得到很好的恢復，而且對人體的精神狀態有著重要的作用。

(3)適度運動，自我保健

運動可促進人體的血液循環，促進新陳代謝，提升機體功能，增強人體免疫力。根據中醫經絡反射理論，連簡單的點頭、轉腰、拍手、跺腳、揪耳朵等保健方式都可以提升人體免疫力。

(4)健康心態，美好心情

心理保健與免疫力有著密切的關係。健康的心態、美好的心情，可以提升人體免疫力，即使在患病時，亦可增強人體對疾病的耐受能力。

第四章
心理狀態影響免疫力

心理狀態是人們對外界事物或現象的反應，它對人體的神經內分泌系統、心血管系統以及免疫系統起著正反兩種作用。積極、健康的心理狀態，如樂觀、開朗、冷靜、沈著、理智等可以提升人體的免疫力，減少發生疾病的概率；而消極、不健康的心理狀態，如抑鬱、憂慮、煩躁、悲觀、衝動等則會使人體的免疫力降低，增加患各種疾病的危險。

某些不良的精神因素還可能誘發並加快腫瘤的生長並影響腫瘤的預防和治療，而積極的心理因素則可以減緩、抑制腫瘤的生長。

一、負面心理降低免疫力

有研究指出，心理因素主要由情緒來影響人體各器官功能的發揮。憤怒、怨恨、焦慮、壓抑等消極的情緒，如果強度過大或持續時間過長，則會引起神經系統功能失調，進而引起人體內化學物質和大腦功能的改變，致使人體免疫力降低，最終導致各種生理或病理的變化。

有統計資料顯示，自卑、精神創傷、悲觀失望者易患癌症。而悲觀憂慮、生氣、發怒、壓力等不良情緒也會直接導致人體免疫力降低。

1. 悲觀憂慮

悲觀、憂慮、壓抑等不良的心理因素，長時間地作用於機體，會使人的神經系統一直處於一種抑制的狀態。擾亂神經系統的正常調節作用，干擾機體內環境的平衡，影響免疫系統的功能，降低該系統識別和清除癌細胞的能力，最終導致癌症的發生。

2. 生　氣

「人生不如意事十之八九」。如果以挑剔的眼光看待這個世界及周圍的人和事，你就會覺得處處不順心。因為這個世界不是屬於某一個人的，地球並不只為某一個人而轉動。

遇到不順自己心意的事，偶爾生點氣，對身體並無妨礙，但經常生氣則會影響人體正常的生理功能，導致心態失衡，免疫功能降低，不利於自己身心的健康。

3. 發　怒

發怒是指一個人的意志和活動遭遇到挫折時產生的粗暴情緒。人在發怒時，交感神經興奮性增強，心跳明顯加快，血壓急劇上升，可使高血壓、冠心病等患者病情加重，甚至導致死亡。

發怒還會導致人體氣血運行紊亂，肝臟功能失調，引起中風、昏厥等疾病。並會破壞人體免疫系統功能的平衡，使免疫力下降。

4. 壓　力

緊張的生活、繁忙的工作、激烈的競爭，使現代人每天都背負著巨大的壓力。適當的壓力可以激發我們生活、工作的激情；但過度的壓力則會對人的身心產生巨大的傷害，造成緊張、焦慮、沮喪、絕望等不良情緒，甚至引發心臟病、腦中風、糖尿病。另外，長期過度的壓力可以抑制免疫系統功能的發揮。

二、健康心態提升免疫力

在前面我們談到負面的心理狀態，可以直接降低人體的免疫力。下面我們來談一談，健康的心態對人體免疫力的影響。

醫學研究證明，一個人精神情志的變化與其免疫功能的強弱有著密切的聯繫。當人的情緒處於積極狀態時，外周血淋巴細胞就會增多，T 淋巴細胞和 NK 細胞的活性就會增強，唾液中免疫球蛋白 A 的水平會升高，人體的免疫力就會得到提升。所以，在平時注意培養自己積極健康的心態至關重要。

(1) 擴大交際範圍，多與人交流

我們知道，當一個人缺少與他人的溝通時，極易產生孤獨感，甚至自生煩悶、苦惱、焦慮等不良心理，影響身心健康。若是在閒暇之時、煩悶之際，找朋友、同事談談心、敘敘舊，則既可以打發無聊的時光，還可以排解煩悶的心情或分享彼此的快樂。

(2)培養業餘愛好，陶冶情操

一味地工作，身體肯定承受不了，此時疾病就會乘機而入。若能在工作之餘，培養、擴大自己的業餘愛好或多參加一些文體活動，如下棋、養花、釣魚、跳舞、唱歌等，不但可以使身體得到休息，免疫力得到提升，還豐富了自己的生活，陶冶了情操。

(3)排除壓力煩惱，正視各種困難

面對生活中遇到的各種壓力、挫折和煩惱，我們要學會排遣和減壓。可以向知心朋友和親人訴說、轉移對不良刺激的注意力（如看電影、逛街、奮發工作）等方式來應對各種壓力和煩惱。

(4)學會寬容別人，少發脾氣

當別人傷害了你時，要試著站在別人的立場上看問題，學會寬容、諒解別人。這不但有利於保持良好的人際關係，對自己的身心健康也大有裨益。

三、心理平衡穩定免疫系統

我們已經知道，負面的心理狀態會使人體的免疫力降低，而健康的心態則可提升人體的免疫力。因此，維持了心理狀態的平衡，就可以保持生理狀態的平衡，保證免疫系統的穩定，防止各種病變的發生，減少罹患癌症及其他各種疾病的危險性。

心理平衡是一種理性的平衡，不論在順境、逆境時都能以一顆平和的心態來看待，既不會大悲大喜，也不至於悲觀失望，甚至自暴自棄。

巴爾扎克曾說過：「苦難是生活最好的老師。」這就告訴我們，苦難在我們的生活中也有它積極的一面。其實，心境好壞的關鍵取決於自己的感受。同樣的事情，以積極的心態看，就會看到希望和生機；以消極的心態看，就會看到窮途末路。

性格是一個人在看待和處理外界的人和事情時所表現出來的心理特點。抑鬱、消極的性格會對大腦產生抑制作用，致使免疫功能失調，從而引起營養性功能紊亂，導致人體虛弱、早衰；而易怒的性格，則會引起胃部肌肉急劇收縮，導致胃功能紊亂，並能加劇高血壓、冠心病患者的病情；而積極、樂觀、平和的心態則可以使這些患者的症狀減輕，病情好轉。有些癌症甚至可以不經治療而自行消失。

健康的性格可以從一個人對待現實的態度、愛的能力、為人處事的能力、獨立性、自制力、對待生活、工作和學習的態度、與親人、朋友、同事的關係等方面來評價。擁有健康性格的人就可以保持平衡的心理，擁有幸福的生活。

要保持心理平衡、擁有健康的性格，可以從以下幾個方面著手。

(1)保持積極的生活態度

不論生活是順利的，還是暫時遇到了挫折，都應該對生活充滿信心，相信生活總是美好的；困難只是暫時的，總會過去的。

(2)學會發洩或轉移不良的情緒

當有不滿、委屈或憂慮時，要儘量將這些不良情緒發洩出來或轉移到別的事情上，以免長期積壓在心頭，影響身心健康。

(3)做好人際關係，多與朋友談心

我們每個人都是社會大家庭中的一員，在遇到不開心的事或解不開的心理疙瘩時，找親友傾訴一番，或得到安慰，或得以排解，心態就會變得平和了。

四、保持心理健康小竅門

在緊張而繁忙的現代都市裏，人人都感到巨大的壓力，彼此間的隔閡越來越深，這樣的大環境勢必影響現代人的心理健康。而如果我們平時能多加留意，對自己多一些關心，對他人多一些關愛，我們就可以保持心理的健康。下面就介紹一些保持心理健康的小竅門，希望對大家能有所幫助。

(1)培養自己的特點

培養自己的特點，並不是說要我們處處標新立異，顯示自己的與眾不同，而是說我們在為人處事時要有自己的態度和方法，不能人云亦云，失去了自我。培養自己的特點，加強自信心，會使你在面對問題時泰然自若。

(2)正視自己的弱點

每個人都不可能是完美無缺的。面對自己的弱點，你是尋求積極的解決方法呢，還是自暴自棄、任其發展，甚至產生一種自毀行為。

常見的並可能對人們產生極大負面影響的心理弱點有求敗、自戀、自卑、多疑、不自信、不現實等。當自己有諸如此類的心理時，應提高警惕並及早進行自我心理調適，以改變或摒棄這些不良的心理因素。

(3)學會自嘲

在生活中，我們總是不可避免地會遇到一些不順心、不如意的事情，有時甚至會感到失落、絕望。也可能我們自身就存在著某種缺陷或處事時出現某種失誤。

此時，若能正視這些缺陷或失誤，不但可以使自己走出難堪的境地，也是一種尋求心理平衡的方式。而這種方式就是自嘲。

(4)被愛和施愛

我們的一生中經歷了無數種愛，有父母之愛、兄弟姐妹之愛、師生之愛、朋友之愛、夫妻之愛，甚至素不相識的人給予的無私之愛。所有這些愛，成為我們生活中重要的精神支柱。缺少了它們，就會引起心理上的不平衡，並可能誘發疾病。同時，給予別人適當的關心和愛護，也可以使自己尋求到一種心理平衡，甚至產生一種優越感和滿足感，使心情愉悅。

(5)緩解緊張的情緒

緩解緊張的情緒對維護心理平衡至關重要。可以透過與朋友談心的方式進行宣泄或尋求疏導，也可以聽音樂、散步、釣魚或沖個澡、跳舞、下盤棋、唱卡拉 OK 等，甚至可以做一頓可口飯菜的方式來緩解或淡忘緊張的情緒，保持心理的健康。

五、健康心理可以防癌抗癌

研究發現，許多癌症患者在發病前有著較長時間的精神創傷、心理壓抑或焦慮等現象，引起這些現象的原因可能是家庭變故、婚姻變異、親人去世或工作生活中巨大的壓力等應激事件。而心理社會應激因素一方面由影響中樞神經系統的功能來影響腎上腺和甲狀腺的功能活動，進而促使癌症的發生；一方面會造成內分泌系統功能的紊亂，使人體免疫力下降，有利於癌症的生長；另一方面，它還可以抑制機體的免疫防禦功能，影響免疫系統識別和消滅癌細胞的能力。

同時，那種擁有多愁善感、抑鬱、憂慮、膽怯、謹慎等個性特徵的人患癌症的可能性也較大。而針對這兩種情況，應採取相應的措施，保持健康的心理，則可以起到防癌抗癌的作用。

(1)培養健康的人格，保持愉快的情緒

負面情緒可能由神經系統和內分泌系統影響免疫系統的功能，使其免疫性降低，從而促進癌細胞的生長、增殖。而健康、積極的人格和情緒，則可以由神經系統和內分泌系統的作用來提升免疫系統的功能，促使癌症向著良性方向發展，並有可能促使其自行消退。

(2)保持良好的人際關係

良好的人際關係既包括與家人、朋友的關係，也包括與其他社會人的關係。積極協調和正確處理人際關係，可以使我們的生活變得和諧，更可以尋求到心理的平和。在遇到問題時，也可以透過與他人的交談或傾訴，尋求問題的解決方法。

(3)正確處理應激事件

面對突如其來的事件，反應不要過激，而應嘗試以平常心來對待。然後，以積極向上的生活情緒狀態，與家人或朋友一起來探討並尋找解決問題的方法。當然，在這種情況下，家人、朋友及社會所給予的關心和支援起著重要的作用。

(4)堅信癌症並非不治之症

癌症患者自身對癌症的看法和評價，對於癌症的治療效果有著重大的影響。如果患者出現悲觀、失望、痛苦、絕望、緊張、焦慮的情緒，認為癌症是不治之症，對治療抱著懷疑的態度，疾病康復的可能性就很小。

如果患者堅信隨著醫療水準的進步，再加上機體自身的免疫功能，一定可以戰勝癌症，取得最後的勝利。那麼，癌症治癒的可能性就會增加。

六、增強免疫力的建議

心理學家在綜合分析了影響免疫力的各種心理因素後，給出了一些增強免疫力的建議，大家不妨嘗試一下。

(1)多　笑

俗話說「笑一笑，十年少」。真誠的笑，是積極情緒的表現，尤其是開懷大笑，可以減輕壓力，增加抗體的產生，增強人體的免疫力。

(2)少生氣

生氣是拿別人的錯誤懲罰自己。生氣時會影響人體正常的生理功能，導致心態失衡，免疫功能降低，不利於自己身心的健康。而「敵意」低的人，血液中的帶氧腺體數目就會增加，為免疫細胞快速抵達病菌侵入的現場提供了通道，使免疫功能得到更好的發揮。

(3)減少憂慮

低落、壓抑、憂慮等負面情緒與許多疾病的發生有關，有些惡性腫瘤也是由不良情緒導致的。因此，減少憂慮等不良情緒，可以增強人體的免疫力，減少各種疾病的發生率。

(4)飲食合理

全面、營養的膳食為我們的日常生活和工作提供著源源不斷的能量，對增強機體的免疫力、減少疾病的發生有著重要的意義。

(5)睡眠充足

充足的睡眠可以使人體各器官功能得到休息和恢復。在睡眠中人體內會製造出大量的具有免疫力的T細胞，而睡眠時間較少或睡眠質量較差的人體內T細胞的含量相對要少。耶魯大學的研究發現，每晚熟睡少於2個小時的人，比熟睡超過4個小時的人，罹患癌症和免疫系統疾病的可能性要高出30%。

(6)適度運動

美國疾病管制局指出，對於成人來說，能增加免疫力的最佳運動是做令心跳輕微加速的運動，每週3～5天，每次30～45分鐘，持續3個月之後，人體的免疫力就會增加。運動過少或過度，都不能達到最佳狀態。

(7)樂於助人

多幫助他人，不但是一種美德，在助人的同時，腦啡肽的釋放量會增加，從而會增加助人者的快樂感，減少因憂愁而產生的壓力。

(8)增加親密接觸

美國邁阿密大學的研究發現，每天接受45分鐘的按摩，1個月後機體免疫細胞的數量就會明顯增加。而經常的撫摸、擁抱等親密接觸，也會增強人體抵禦疾病的能力。

(9)安排適合自己的生活節奏

在這個緊張、繁忙的社會裏，要能夠根據自己的時間、精力來安排適合自己的生活節奏。不要因為別人都在過著匆匆忙忙的生活，自己也跟著繁忙，要考慮自己的身體及精神能否承受得了。

相反，動作快、時間充足的人，如果被要求慢慢來，也會感到很不適應，甚至會增加壓力。

第五章 生活方式對免疫力的影響

為什麼隨著生活水準的提高，現代人患各種疾病的危險性反而不斷加大？我們經常今天聽說某個鄰居生了病，明天又得知一位朋友住了院；輕則休息或打針吃藥，重者住院療養或做各種手術。

各種疾病似乎無處不在，防不勝防。其實，現在很多病都是由於人們不良生活方式引起的，只要平時能有意識地去培養良好的生活方式，就可以增強機體的免疫力，將各種疾病拒之於門外。

一、培養健康的生活方式

生活方式指的是人們個體或群體的日常生活習慣、為人處事的方式、偏嗜和愛好等，包括飲食起居、衣著方式、運動情況、溝通能力、嗜好事物、喜愛特徵等多方面。生活方式可能是由個人的性格特點決定的，也有可能是受周圍的人、周圍的環境影響而形成的。生活方式可分為健康的生活方式和不良的生活方式。

根據國外的醫學研究和調查，在制約人類健康的諸多因素中，生活方式致病的所占的比重最大，達 50%～55%。世界衛生組織歸納的最嚴重的六種不良的生活方式是：① 吸菸；② 酗酒；③ 膳食結構不合理；④ 缺少運動；⑤ 心理應激能力降低；⑥ 不注重交通安全。

這些不良的生活方式給人的身心帶來的傷害是持久而深刻的，致使現代人免疫力急劇下降，抵抗各種細菌和病毒的能力降低，患高血壓、高血脂、冠心病、動脈硬化、糖尿病、肥胖症、肺部疾病、胃部疾病及骨質疏鬆、癌症等的危險性加大。健康專家們將這些由不良的生活方式引起的疾病統稱為「生活方式病」。

國內外醫學專家一致認為，健康的生活方式可以使人充滿活力，機體的應激能力和免疫力都會增強。只有這樣，才能以積極的心態融入到周圍的環境和群體中，降低患各種疾病的危險性。

中國衛生部提出建立良好的衛生習慣、培養科學合理生活方式的八條要求：① 心胸豁達、開朗樂觀；② 勞逸結合、堅持鍛鍊；③ 生活規律、適當休閒；④ 營養適當、防止肥胖；⑤ 不吸菸、不酗酒；⑥ 家庭和睦、適應環境；⑦ 與人為善、自尊自重；⑧ 愛好清潔、注意安全。根據這八條要求，歸納出的最值得現代人遵循和推崇的健康生活方式如下所述。

(1)膳食要平衡，注意營養的合理搭配

膳食是營養的基礎，營養是健康的保障。飲食避免過於單一，提倡食物多樣化。多吃新鮮水果和蔬菜、穀類和薯類食物及魚禽蛋奶等，為人體提供全面的營養和充足的熱量。

(2)進食要有度

吃飯宜吃七八分飽，既為人體提供了必需的營養和能量，又不會增加機體的負擔，還可以防止營養過剩、身體發胖。

(3)選擇適合自己的運動方式，並保證充足睡眠

根據個人的實際情況，選擇適合自己的運動方式，增強身體素質，提升機體免疫力。而充足的睡眠，可以使疲憊的身體得到休息和恢復。

(4)培養自己的業餘愛好

培養一些既可以打發工作之餘的時間，又能陶冶身心的興趣愛好，如下棋、繪畫、書法、集郵、養花等。這些對於現代工作量大、一直處於緊張狀態的人來說，是頗有裨益的。

(5)禁菸限酒

應從小就抱有「吸菸有害健康」的觀念，杜絕吸菸。已吸菸者，應儘早徹底戒菸。要明白飲酒不能過度，嚴格限制飲酒量。

(6)勤於動腦

可每天抽出一定的時間讀讀書、看看報，或做一些有利於活躍思維、開發智力的事情。

(7)增強心理應激能力

培養良好的心理素質、增強心理應激能力，在突發事件面前儘量保持平和的心態。

(8)建立良好的社會關係

建立和保持良好的社會關係，與家人、朋友、同事和諧相處，對高質量的生活和高效率的工作起著重要作用。

(9)順應自然規律和個體生物鐘規律

儘量少加班加點，以免引起強烈的身體不適感。

(10)養成良好的衛生習慣

遵守社會道德，營造良好的社會、家庭大環境。

二、順應四時與增强免疫力

順應四時，就是根據時令節氣的陰陽變化規律，來相應地調節人的飲食、起居、運動和精神狀態等，從而達到「順應自然，天人合一」的境界，增強人體的免疫力。

1. 春　季

春季陽氣初生而未盛，陰氣始減而未衰。此時人體抗寒能力相對較弱，所以，應注意保暖、禦寒，防止陽氣受到傷害，即所謂的「春捂」。為扶助陽氣的上升，此時可適當食用小麥、大棗、豆豉、花生、蔥、薑等辛溫升散的食品，而少食生冷的食物，以免傷胃。

起居方面，機體因不適應春季乍暖乍寒的氣候，抵禦寒邪的能力會有所下降，所以，不宜匆忙脫去棉衣；在陽春之際，可以利用打球、跑步、做操、打拳等不同形式的運動或散步、觀光等遊樂方式，達到鍛鍊身體、疏暢生氣的目的，同時還可以陶冶性情，使自己的情志與大自然融為一體。

2. 夏　季

夏季天氣炎熱，時間漫長，雨水充沛，萬物競長。所以，針對夏季陽氣盛於外的特點，要注意養護陽氣，以增強機體的免疫力。夏季因氣候炎熱，人的消化功能也較弱，所以，此時不宜食用肥甘厚味的食物（如肥肉、動物內臟、油炸食品等），而應以清淡食物為主。冷食為大家所鍾愛，但也不宜多食，以免傷脾胃。夏季病菌極易繁殖，食物易於變質、腐爛，因此，應特別注意飲食衛生。

夏季宜晚睡早起，每日洗一次溫水澡，可消除疲勞、改善睡眠，增強機體的免疫力和抵抗力。睡覺時不宜扇風扇，或久開空調，衣衫應勤換洗；不宜做劇烈的運動，以免損傷元氣。出汗過多時，可適當飲用鹽開水或綠豆鹽湯，不應立即沖冷水澡；精神方面，注重神清氣和，心靜自然涼，避免懈怠厭倦、惱怒抑鬱等有礙氣機的心理。

3. 秋　季

秋季陰氣初生而未盛，陽氣始減而未衰。此時，適當地接受一些冷空氣的刺激，既有利於陽氣的潛藏，也可以提升人體應激和耐寒的能力，即所謂的「秋凍」。

此時飲食宜滋陰潤燥之物，如芝麻、糯米、粳米、鳳梨、乳品等，有益胃生津之功效；陽氣有所收斂，而暑氣未盡，天氣變化無常，應適時增減衣物；所謂「秋高氣爽」，此時最適宜開展各種運動鍛鍊，具體的運動專案，可因人而異；秋季易引起淒涼、憂鬱、煩躁之感，所以，培養樂觀的情緒，保持心神安寧等有利於身體健康。

4. 冬　季

冬季是一年中最寒冷的季節，陽氣潛藏、陰氣極盛，人的代謝也處於相對緩慢的狀態，為來春蓄積著能量。飲食宜滋陰潛陽，冬季為進補的最佳時機，可多食穀類、羊肉、鱉、龜、木耳等；宜早睡晚起，以保證充足的睡眠，潛陽積陰。冬季節制房事，可養氣保精，有利於預防春季溫病；冬季天氣雖然寒冷、甚至惡劣，但仍應進行持之以恒的鍛鍊。但應注意在有逆溫現象的早晨，不宜進行戶外鍛鍊；冬季為陽氣伏藏的時期，所以，此時精神應以安靜為佳，儘量控制情志活動。

三、精神內守與增強免疫力

精神狀況是受內外各種因素影響而形成的，同時，它又影響著人體的神經系統和內分泌系統等功能，從而對人體的免疫力有著一定的影響。精神內守是指注意控制自己的精神狀態，清靜寧神、立志養德，進行情志的調節，從而尋求心理的平衡。

1. 清靜寧神

清靜寧神指精神情志保持淡泊寧靜的狀態，排除雜念，以達真氣記憶體，心神平安。要做到清靜寧神，一方面要求我們少私寡慾，減少私心雜念和對物質名利的嗜慾。如果私心、慾望過重，就會加重心理負擔，進而產生憂鬱、幻想、失望、悲傷、苦悶等不良情緒，影響身心健康，降低機體的免疫力。

減少私心和慾望，即可減輕不必要的思想負擔，從而達到心情舒暢，身心健康的目的。

另一方面我們應盡力做到養心斂思，保養心神，排除雜念，驅逐煩惱。寧神斂思，可以保持心神集中，從而保持神經系統功能的最佳發揮和人體生理功能的最佳狀態，使各種疾病無懈可乘。

2. 立志養德

立志是指堅定信念，對生活充滿信心，有目標、有追求，善於尋求生活的真諦、生命的價值，不斷學習，促進身心全面、健康的發展。信念是我們生存的精神支柱，信念堅定的人可以較好地控制和調節自己的情緒，保持良好的精神狀態，改善內分泌狀況，提升免疫力，增強預防和戰勝疾病的能力。

道德修養為中國歷代文人學士所推崇。養德可以進而養氣、養神，因為道德高尚、性格豁達的人，一般神志安定、氣血調和，人體各器官的生理功能可正常而有規律地進行，使人精神飽滿、身體健康。

3. 情志調控

情志調控即調和、控制情感，防止七情過盛，不利於心理平衡。這一方面要求我們遇事戒怒。怒氣一發，既傷肝臟，又傷心、胃、腦等，使人體免疫力下降，易生各種疾病。

制怒之法首先是以理制怒，其次為怒後反省，運用這兩種方式，逐漸養成遇事不發怒的習慣；另一方面要求我們做到「寵辱不驚」，對於重大的變故，以平常心待之，以免過度的情志變化削弱免疫系統的戰鬥力，引起免疫功能的降低，致使防禦功能低下，疾病滋生。

四、飲食有節與增強免疫力

現代人已經不僅僅注重如何能吃飽，而是更關注如何才能吃好。這「好」既包括飲食的色香味要好，也包括有助於人體的健康。而飲食有節，就是現代人應該遵循的一種有益身心健康的飲食方式。所謂飲食有節，是指飲食要有所節制，即飲食要定量、定時。

1. 定　量

定量指進食的饑飽度，以七八分飽為佳。此時，饑飽適中，脾胃的消化、吸收和輸送等功能正常運行，人體可得到及時的營養供給，機體各種功能可得到正常的發揮。若過分饑餓，就會造成機體營養來源不足，不能提供人體活動所必需的營養和能量。當機體消耗的能量超過補充的能量時，勢必引起機體功能的衰退，致使身體素質下降，疾病產生。若過度飲食，則會增加脾胃的負擔，不利於食物的消化，並進而影響營養的吸收和輸送；脾胃也會因此而受到傷害。這些都不利於人體的健康。

同時，人在過饑過渴時，往往會暴飲急食，對脾胃造成損傷；另外，在沒有食慾時，過分進食，也會對脾胃造成傷害。所以，注意這些飲食細節，對增強人體免疫力是大有裨益的。

2. 定　時

定時是指進食的時間應固定。養成定時進食的習慣，可以保證消化、吸收機能運行的規律性，使脾胃協調配合，有張有弛，食物在機體內有條不紊地被消化、吸收和輸送至全身各處。如果飲食沒有一定的時間規律，就會打亂腸胃消化的正常規律，使脾胃功能失調，消化能力降低，進而可引起食慾逐漸減低，對身體健康不利。而我們提倡的飲食方法是一日三餐，即早餐、午餐、晚餐。養成經常按時進餐的良好習慣，消化功能正常運行，於人體大有好處。

(1)早餐宜好

經過一夜的睡眠，精神得到恢復，而胃腸經過一夜的時間，業已空虛，此時需要及時地進食，以便為上午的生活和工作補充必需的營養。早餐要注重質量，營養價值應高一些。要補充一定的糖類、蛋白質和維生素。而且，應該乾稀搭配，葷素平衡。

(2)午餐要飽

一般早餐與午餐的時間間隔以4～5個小時為好。午飯具有承上啟下的作用，既是對上午工作消耗的能量的補充，也是為下午的工作準備能量，所以，午餐要吃飽。當然，「飽」指的是要保證一定的飲食量，而不是過飽，以免增加腸胃不必要的消化負擔，影響機體功能的正常運行和身體的健康。

(3)晚餐應少

晚上活動量較少，而且，因為接近睡眠時間，睡眠時機體的消耗功能降低，所以不宜多食。晚上進食過多，會增加腸胃的負擔，引起消化不良、影響睡眠。另外，晚上也不宜飯後即睡，應稍稍活動一下，待食物有所消化再睡。

五、不妄作勞與增強免疫力

不妄作勞是指不要過度勞作。適度的勞動可以活動筋骨、通暢氣血、強身健體、鍛鍊意志、增強毅力。同時，合理的勞動還可以調節心血管系統、內分泌系統、神經系統、運動系統等的功能，促進血液循環，改善呼吸和消化功能，提高新陳代謝，興奮大腦皮層的調節功能。但過度的勞累會降低機體對病菌的抵抗力，極易受到感染。同時，過勞也會造成脾胃內傷，從而引起百病。

不妄勞作，即要注意勞與逸的結合，正確處理勞與逸之間的關係，消除疲勞、恢復體力和精力，調節身心，這對提高機體的免疫力起著重要的作用。不妄勞作可以包括以下幾個方面。

1. 體力勞動要適度

不論是從事工業勞動，還是農業勞動，都要注意勞動強度的輕重適度。在從事高強度的體力勞動後，可適當安排一些較輕的工作，也可以在工作之餘，適當安排一些業餘活動，以使體力、精力、心理的衛生等各方面得到充分的休息和恢復。

2. 家務勞動要有秩序

家務勞動是一項比較繁雜的工作。如果安排得當，既可以鍛鍊身體，還可以從中獲得無限的樂趣和滿足感，有利於身心健康。但如果安排不當，致使家中雜亂無章，也會影響心情，造成精神疲乏，進而影響身體健康。

3. 休息方式可多樣化

休息並不單單是指什麼都不做，而是可以有多種方式。休息可以分為靜式休息和動式休息。

靜式休息主要指睡眠，動式休息主要指從事各種休養身心的活動，如聽音樂、卡拉 OK、看電影、聊天、下棋、垂釣、觀光、繪畫、打太極拳、跳街舞等多種方式。根據自己身體的實際狀況，選擇適合自己的休息方式，做到動靜結合；既使疲乏的身體得到恢復，又可以愉悅心情，使人精力充沛，免疫力自然提高。

4. 體力勞動與腦力勞動相結合

體力勞動以動為主，腦力勞動以靜為主。所以，二者結合也是動靜的結合，既養形也養神。

體力勞動者可在庭院內種植一些花草，並即景賦詩作畫，不為成為什麼詩人畫家，只為陶冶自我，休養身心。腦力勞動者可適當進行一些體育鍛鍊，活動活動筋骨，使機體各部位得到有效運動。

六、起居有常與增强免疫力

起居有常主要是指起臥作息和日常生活的各個方面，具有合乎自然界和人體生理的規律。

做到起居有常、作息合理，一方面可以保養神氣，使人精力充沛，身體健康。若起居無常，則不能合乎自然規律和人體的生理常度，久之，則勢必神氣衰敗、精神萎靡，免疫力下降，甚至生命力衰退。

另一方面，有規律的起居，還能提高人體對自然環境的適應能力，增強人體的免疫力，從而避免疾病的發生。這是因為人體內有一個「生物鐘」，它對人體的週期性節律變化進行著調節，同時，「生物鐘」又受各種外界條件的影響，形成一定的條件反射。條件反射一旦形成，就對人的生活作息規律進行新的調節，這樣就提高了人體對環境的適應能力。

起居作息失常可使機體形態、結構和功能出現退化，精神紊亂；人體的抵抗力降低，發病率增加，有時可引起早衰，甚至損傷性命。

因此，建立科學合理的起居作息制度，對增強人體的免疫力、減少疾病的發生有著重大意義。

現代醫學證實，人的生命活動遵循著一定的週期或節律而展開。如人的體力、情緒、智力的節律週期分別為23、28、33天，而根據這些週期或節律調節或安排起居作息制度，就可以在工作、生活和休息時達到最佳狀態，取得最佳效果。

培養規律的生活習慣還應做到每天定時起床、定時吃飯、定時工作或學習、定時鍛鍊身體、定時洗澡、定時排便、定時睡覺等，使大腦皮層在機體內的調節活動形成規律性的條件反射，對人的生活進行有序的調節，從而使人們以最佳的狀態投入到工作和學習中去。

七、堅持良好的生活習慣

要想遠離疾病其實並不難，只要我們平時能稍加留意，養成良好的生活習慣，就可以減少甚至杜絕許多疾病的產生。培養良好的生活習慣並堅持下來，相信你會有不小的收穫的。如果以前你沒有留意過這些細節性的東西，那就從現在開始吧！

(1)溫水坐浴

對於大部分時間坐在桌前或電腦前伏案工作的人來說，每天回家用溫水坐浴，不但可以保持局部的清潔，對會陰周圍的一些疾病（如肛門周圍炎、痔瘻、前列腺炎等）還有著防治作用。

具體方法是：盆中溫水以手放入不感覺燙為宜（約40～50℃左右），坐浴時間為 10 分鐘，坐浴時以毛巾輕輕按摩臀部及會陰部，浴後擦乾即可。

(2)勤換牙刷

牙刷上帶有各種病菌，可能會引起齲齒、牙齦病、鼻竇炎、支氣管炎、感冒、胃病等，尤其是放在溫熱、潮濕的浴室內的牙刷更有利於細菌的繁殖。因此，應勤換牙刷。一般人 2～3 個月應換一次牙刷；而免疫疾病患者和正在接受化療的癌症患者應 3 天換一次牙刷；剛做過外科大手術的病人應每天換牙刷；患感冒的人，應在感冒之初、病情好轉和接近痊癒時各換一次牙刷，以減少病菌感染的可能性。

(3)睡眠宜右側臥位

睡眠時可採取小腿微屈、四肢肌肉自然放鬆的姿勢，有利於消除疲勞；而右側臥，可以減輕對心臟的壓迫，有利於心臟的排血功能。

(4)正確的走路姿勢

走路的姿勢是從小就養成的。正確的走路姿勢既可以保持體態的健美，也有利於預防和矯正身體畸形。走路時宜保持軀體的正直、挺胸正腰，雙肩自然下垂，胳膊協調擺動，兩腿邁步均勻，輕鬆但穩健。膝關節與腳尖始終正對前進的方向，腳落地時，腳掌由後至前均勻支援身體的重量。

(5)良好的坐姿

不良坐姿會對肌肉組織造成壓迫，使肌肉失去部分功能，而良好的坐姿可以保持內臟器官不受擠壓、血液循環通暢，呼吸自如、四肢的神經不受壓迫。

良好坐姿是指：脊柱正直，寫字時頭不過分前傾，不聳肩、不歪頭，胸部不與桌子接觸，大腿水平，兩足著地，眼睛與桌面的距離為30～35公分。

(6)勤刮鬍鬚

鬍鬚上易粘附各種病菌微生物，一不小心就會隨食物或呼吸進入體內，引起感染。而刮鬍鬚時要鼓腮幫、翹唇，再加上刮刀的反覆刮動，簡直是對面部進行了一次全面的按摩，有助於血液循環，可促進皮膚的新陳代謝，減少皺紋的產生。

(7)早餐不可少

由於工作、學習、甚至睡懶覺等種種原因，現在不吃早餐的人越來越多。不吃早餐在短期內對身體和工作的影響並不明顯，但從長遠來看，不吃早餐就開始一天的生活和工作，機體為了獲得足夠的營養和動力，就會刺激甲狀腺、甲狀旁腺和垂體等分泌激素，消耗機體儲備，長期下來，就會使體質下降，引發各種慢性疾病。

(8)躺著看書危害多

很多人都喜歡躺著看書，感覺很舒適。但時間久了，會對健康有不利影響。首先是躺著看書時，書本在眼睛的斜上方，兩隻眼睛與書本並不平行，距離不一樣，易產生疲勞感；其次，躺著看書時眼睛離書本一般較近，下方眼睛受到壓迫，會引眼球的變化，形成近視。再就是，躺著看書時，一般光線也會較暗，對眼睛不利。

小叮嚀

從大便看健康狀況

大便的正常顏色為黃褐色，如果異樣，則應引起注意，留心是否發生了某種疾病：① 大便呈柏油樣，且黑亮、奇臭，往往是食道、胃或十二指腸潰瘍出血的信號；② 大便呈鮮紅帶糊狀，應留意是否患有急性出血性壞死性小腸炎；③ 大便表面附有鮮紅的血滴，可能與內痔、外痔和肛門裂有關；④ 大便暗紅似醬，且有大量黏液和惡臭味，常是阿米巴寄生蟲痢疾的表現；⑤ 大便灰白如土，則可能是患有膽結石、膽管癌、肝癌等肝膽疾病；⑥ 大便紅白如涕，是急性細菌性痢疾的症狀；⑦ 大便呈油脂泡沫狀，往往是消化吸收不良引起的；⑧ 大便稀紅，很可能是大腸黏膜出血。

第六章 有氧運動有效增强免疫力

有氧運動是指人體在氧氣充分供應的條件下進行的練習，它是一種耐力運動，可以使血液循環系統和呼吸系統得到充分刺激，提高心、肺的功能，使全身組織、器官都處在有氧呼吸的環境中，以達到最佳的功能狀態，並能平衡心理狀態，可以有效增強機體的免疫力和應激能力。

比較典型的有氧運動包括步行、慢跑、游泳、騎車、健美操、太極拳等，它們的運動強度並不大，技術要求也不高，但具有持久性，是一種適合大眾的運動方式。

一、有氧運動有效增强免疫力

有氧運動因持續時間長、強度適中、難度低、效果好等特點，受到大眾的青睞。有氧運動既有一般運動所具有的強身健體的作用，還可以改善肌肉、塑造形體、提高心肺的功能、保護血管，並能改善神經系統的功能、調節心理狀態。有氧運動還有助於體內毒素的排出，減少患癌症的可能性。

1. 強身健體

我們運動的目的都是為了增強肌肉的彈性和骨骼的強度，而有氧運動同樣具有這樣的作用。另外，對於正處於長身體的階段的青少年來說，有氧運動，可以有效促進骨骼的正常發育。而對於老年人來說，有氧運動尤其重要。有氧運動強度低，可以減緩骨骼中鈣質的流失，增加骨的密度，降低發生骨折的可能性。

2. 良好的塑形效果

有氧運動對人體的肌肉可以獲得更多的氧氣，從而增加肌肉中毛細血管的數量，有效消耗脂肪，減少多餘的脂肪，達到減肥塑形的效果。

同時有氧運動對於預防和治療因肥胖引起的冠心病、高血壓等疾病也有積極的作用。

3. 提高心肺功能

有氧運動時，機體需氧量較大，由氧氣對心肌的刺激作用，可使心臟的功能得到加強；由對呼吸頻率和深度的影響，可以使肺部的吸氧功能得到加強，肺循環水平得到提升。

4. 保護血管

有氧運動還可以消耗掉血管壁上多餘的脂肪，使血管內徑回復原有的尺寸，增強管壁肌肉的彈性，血管輸血的功能也隨之增強。同時還可以防止因血管阻塞引起的心臟病。血液中含氧量增加，各器官就可以得到充足的氧氣的供應。這不但增強了機體的免疫力，同時可以使人體保持活力，提高工作和學習的效率。

5. 改善神經系統的功能

有氧運動能夠增強大腦皮層的功能，激發神經系統的活力。同時，刺激體內一些抗衰老物質的分泌，延緩各器官的老化，保持機體的活力。

6. 調節心理狀態

輕鬆而有規律的有氧運動，可以有效緩解壓力，放鬆心情，並能改善睡眠質量、增強記憶力，使工作和學習時精力旺盛，為人處事時心態平和。

7. 促進體內毒素的排放

有氧運動可以加快體內有毒物質的排除，減少內部致癌因素的存在，同時可增加機體抵抗外界感染的能力，減少外部致癌的可能性。

二、有氧運動防癌抗癌的作用

在前面，我們談到有氧運動可以從多個方面提高免疫力，其中有一條就是可以加強體內毒素的排除，減少致癌因素的存在，同時增強抵抗外來感染的能力，減少罹患癌症的可能性。可見，有氧運動在防癌抗癌方面起著重要的作用。

1. 增強機體的免疫力

在防治癌症方面，增強機體的免疫力是最重要的一個方面。有氧運動可促使血液中白細胞和巨噬細胞的數量明顯增加，一旦發現癌細胞，就會及時將其吞噬掉，防止疾病的發生。

另外，有氧運動還能增強白細胞和 T 淋巴細胞的功能，使它們對腫瘤細胞作用的時間延長。相應地，患癌症的可能性就會降低。

2. 減少自由基的形成

自由基（機體代謝過程中產生的未成對電子的分子，過量時對機體造成各種損傷）會對機體造成一定的傷害，並可誘發癌症的發生。有氧運動可以減少自由基的形成，因此可以減少患癌症的危險性。

3. 改善機體新陳代謝的能力

有氧運動對胃腸的刺激作用，可以促進消化、增加食慾，從而維持人體正常的新陳代謝水平，提高抵禦疾病的能力，減少疾病的產生。

4. 使人保持樂觀的情緒

有氧運動不但能激發人體的活力，使人精力充沛，同時還可以改善精神狀態，使人心情愉悅、情緒樂觀，對待生活有一種積極的態度。

在正常情況下，可以增強機體的免疫力，降低患癌症的危險性；若不幸罹患癌症，也會以堅定的信念和樂觀的心態應對，與病魔作鬥爭。

有氧運動在防治癌症方面有著這麼重要的作用，但在做有氧運動防癌治癌時，需要注意以下幾點。

（1）腫瘤患者在進行有氧運動專案時，應當遵循醫護人員的囑咐和指導，避免自作主張、盲目練習。

（2）腫瘤患者如果出現病灶的實質性轉移，則不可做負荷性的運動。

（3）腫瘤患者如果伴有貧血或血小板減少的症狀，在運動時要避免運動性損傷，以免引起嚴重的後果。

（4）有氧運動具體方法可因人而異。腫瘤患者在經過藥物治療後，可能會對有氧運動產生一些不良的反應。因此，可根據患者的實際情況對運動方案進行合理的調整，以免影響有氧運動效果。

三、步行有氧運動處方

步行是一種安全、有效的有氧健身運動。常見的有氧步行的方式有快走、慢走、赤腳步行和雨中步行等。步行對人的身心健康頗有好處。

1. 促進和調節全身各系統功能

步行可加強全身的血液循環，加強心肌的收縮能力，並能擴張血管、減少血管痙攣，防治各種心腦血管疾病；步行還能增大肺活量，有利於保障呼吸系統的通暢運行，並對消化系統起到疏導的作用。

2. 加強下肢的運動能力

步行主要是一種腿部運動，它不但能提高下肢關節的靈敏度，並能增強下肢肌肉和韌帶的力量，對下肢起到很好的鍛鍊作用。

3. 達到減肥的效果

步行是一種不需要節食的、有效的減肥方法。長時間的步行，可以消耗大量的能量，同時降低人的食慾，這樣就可以減掉體內多餘的脂肪。長時間堅持步行可保持身體不發胖。

4. 使大腦得到放鬆

長期堅持步行，對於從事腦力勞動的人來說尤其重要，它可以使緊張的大腦皮層得到調節和放鬆。所以，許多從事創作和策劃的人，會在步行中獲得大量的靈感，激發各種創造性思維。

最簡便易行的步行方式是慢走，即散步。散步是一種很隨意的運動，步速較慢，步子較輕鬆，能量消耗很小，對體能也沒有過高的要求，是一種適合所有人的運動。一般的慢走速度為每分鐘 70 步，每次 30 分鐘左右。長期堅持可以防治冠心病、高血壓及呼吸系統疾病等。一年中，春天是最適合慢走的季節；而一天中，早晨是最適合慢走的。這都是為了尋求人與自然的和諧統一。

慢走是一種簡便的運動，但也有很多的注意事項，以便達到最佳的鍛鍊效果。

(1)慢走鍛鍊之前，應適當放鬆

使全身的肌肉和筋骨都舒展開，並使呼吸順暢平穩。

(2)慢走時應該從容和緩，不能過於匆忙

既要做到身體的放鬆，也要使精神得到放鬆，保持心情舒暢，這有助於消除身心的疲勞，達到神清氣爽。

(3)慢走時，步履應輕鬆平穩

這樣可以使全身血液順暢，體內體外達到和諧一致。

(4)慢走應堅持循序漸進

有氧運動是一種耐力運動，關鍵不在運動的強度，而在於持續性。鍛鍊者可以根據自己身體的情況，來確定步行的時間和距離。

身體虛弱者可以在開始時少走一些路，日後再慢慢增加。而身體素質較好的人，可以每天多走一些路程，多走一些時間。

(5)慢走需要長期堅持

我們說過有氧運動重在持續性，因此，能否堅持下來是有氧運動能否取得預期效果的關鍵。慢走消耗的體能並不大，但它要求鍛鍊者具有持之以恒、滴水穿石的精神，將鍛鍊進行到底。

(6)靈活調節步行運動

癌症及其治療可引起各種症狀，其中某些症狀可能會干擾患者的步行運動，如疼痛、惡病質等。此時，患者應根據自己的身體狀況調節運動時間和運動量。對於身體嚴重衰退，不能進行步行的晚期患者，不宜勉強。

四、登山有氧運動處方

登山是一種非常有效的有氧運動。登山運動不但可以增強肌肉、關節的韌性和全身的協調性，增強機體運動系統的功能，還可以調動心肺系統、消化系統、神經系統等的功能，並可調節人們的心理狀態和塑造人的性格。

(1)增強心肺的功能

登山運動可以促進全身的新陳代謝，使呼吸加深、加快，肺活量加大，心肺系統的功能得到加強。

(2)可以加強消化系統的功能

隨著上山、下山的運動，會加大胃腸的蠕動，促進消化液的分泌，加速腹腔內血液的循環，使消化系統的吸收能力提高。

(3)可以調節神經系統的功能

山野中，清新的空氣裏含有大量的負離子。負離子可調節腦垂體的分泌，調整血壓，減輕神經衰弱者的症狀。現代醫學已開始用登山的方法治療一些神經病症。

(4)可以調節心理狀態

登山運動置身於大自然的懷抱，可以使人心胸開闊，心情放鬆，遠離各種煩瑣的事情，排除各種煩惱。

(5)可以塑造人的性格

登山的過程，既考驗一個人的體力，更考驗一個人的意志力。

登山運動是一種野外運動，強度較大，除了體能上的要求外，還有一些需要我們特別注意的地方。

(1)掌握正確的登山方法

登山的危險性較大，尤其在碎石多、坡度大或有冰雪覆蓋的山路上，更要特別注意安全，以免發生意外。

(2)注意控制運動量

要根據自己的體能來確定登山的進度安排，切不可逞能。在途中感到體力不濟時應休息一會兒再繼續攀登，不可勉強堅持。

(3)登山過程中應注意保暖

隨著地勢的增高，氣溫會逐漸降低，山上、山下的溫差較大，在登山中，注意保暖、以防生病，尤為重要。

(4)心血管系統疾病和呼吸系統疾病的患者

在進行登山運動時應該嚴格遵循醫生的囑託，切不可貿然運動。

(5)中晚期癌症患者，如果身體狀況較好，可以進行登山運動，但不可獨自行動，應與他人結伴登山。年老體衰，身體狀況極差的癌症患者，不宜進行登山運動。

五、游泳有氧運動處方

游泳是一種在水中進行的運動，它不但調動了全身的關節和肌肉，同時，因水流對身體的按摩作用，可以改善皮膚的狀態和血管的功能。常見的游泳姿勢有自由式、仰式、蛙式和蝶式四種。

(1)自由式

自由式是四種姿勢中速度最快的一種，而且由於它的動作相對較簡單，因此，初學者一般可從學習自由式開始。自由式的基本動作從大腿開始，帶動雙腳呈鞭狀向上或向下打水前進。在行進中應以髖部、膝部和腳踝為中心軸，踝關節不要緊繃，腳向內轉一個角度。

(2)仰　式

仰式是指身體仰面朝上進行的，其動作要領基本與自由式一致。游泳時兩手交替向後經空中進行划水，兩腳向上、向下打水。

(3)蛙　式

蛙式的泳速較慢。但它動作靈活，可以根據需要調整動作方向和姿勢。蛙式的動作主要是蹬水，對腿部的要求較高，在游泳的過程中，要求收腳、翻、蹬、夾的動作一氣呵成。

(4)蝶　式

蝶式的動作主要是打水和划水。身體仰臥水中，軀幹和兩腳上下呈波浪型運動，兩腳同時靠攏做打水的動作，手臂向上、向前在空中對稱划動。划水後，兩臂前移至空中，同時抬頭換氣。如此循環往復。

游泳運動是一種全身性的協調運動，可使心血管輸血能力增強，肺活量加大，並能增加血液中高密度脂蛋白的含量，有效預防心臟病和冠心病。在游泳時，為克服水的壓力和阻力，會消耗大量的熱能，使脂肪發生轉化。從而達到瘦身減肥的效果。

游泳運動雖然好處多多，但注意事項也不容忽視。

（1）女性在生理期經血過多或出現疼痛時、在懷孕1～3個月和9～10個月時不宜游泳。

（2）不宜在劇烈運動後馬上下水，以免已經擴張的微細血管受到冷水的刺激造成肌肉、神經和血管的損傷。

（3）不宜飯後下水或空腹下水。剛吃過飯消化系統處於工作狀態，如果下水會增加它的負擔，妨礙消化功能的正常進行，並可能引起抽筋，尤其是有消化系統症狀的癌症患者，更應避免飯後下水。而空腹下水，則可能由體力不支而發生危險。

（4）伴有心肺疾病、肝臟疾病及傳染病、皮膚病、眼耳疾病、高血壓、精神性疾病、婦科病的癌症患者不宜下水，以免發生危險。

（5）若出現水中抽筋，應馬上請求別人的幫助或停止抽筋部位的活動，並儘量作一些牽引動作和馬上帶上岸。

（6）出現嗆水時，不要驚慌，要努力保持身體平衡，儘量將頭部外露出水面，以使呼吸通暢；並做踩水的動作，以消除溺水的危險。

（7）耳朵進水時，可把頭偏向進水的一側，以手捂住進水的耳朵，屏住呼吸，然後突然將手放開，耳道中的水就可以被吸出；也可以將棉簽伸入耳中將水吸出。

（8）由於游泳運動需要消耗大量的體能，出現惡病質、身體極度虛弱的癌症患者，不宜進行游泳運動。

六、爬樓梯有氧運動處方

爬樓梯是一種非常實用的有氧運動方式。每天登 700 級樓梯（約為爬 18 層樓兩個來回），相當於跑 1000 公尺左右。而爬樓梯 1 個小時，所消耗的能量，可以達到 1000 千卡。爬樓梯對健康頗有益處。

（1）爬樓梯時消耗的能量大，燃燒的脂肪多，特別是臀部和大腿部位較為用力，因此具有不錯的減肥效果。

（2）常爬樓梯，有利於人體運動系統的加強，可以增加肌肉和關節的力量，特別對增加髖、膝關節靈活性大有好處。

（3）爬樓梯可以改善血液循環系統的功能。經常爬樓梯既可以促進下肢的血液循環系統，加速靜脈回流，防治靜脈曲張，同時還可以增強心肌的收縮能力，改善血液循環系統的功能。

（4）爬樓梯還可以達到舒緩心理壓力、放鬆情緒的作用。在爬樓梯的過程中，可以想一些愉快的事情，或是唱支歌、哼支小曲，使心情得到放鬆，可以減輕神經衰弱者的症狀。而心情的改善、情緒的放鬆，不但可以減少機體對致癌因素的易感性，而且可以緩解癌症所致的疼痛症狀，增強患者戰勝癌症的信心。

爬樓梯雖然是一種簡便實用的有氧運動方式，但因其也是一種有較高強度的運動，所以，爬樓梯時要注意以下問題。

（1）選擇的樓梯要粗糙一些，並要有牢固的扶手。

（2）樓梯處光線要好。

（3）有心肺系統疾病的人，在開始鍛鍊時速度宜慢，待經過一定時間的鍛鍊後，可以逐步加速。

（4）在下樓時，一定要防止踏空，應看清樓梯再下。

（5）運動量要根據自己的身體情況來確定，以後可以逐漸增加。

（6）在運動前可做一些熱身運動，如壓腿、屈膝、活動腳踝等。

(7)伴有嚴重的疼痛、貧血、乏力、形體過於消瘦等症狀的患者，尤其是老年癌症患者，在上下樓梯時，應有家屬陪伴，以防發生意外。

七、健美操有氧運動處方

健美操具有運動強度低、持續時間長、節奏明快、簡便易行等特點，是一種充滿青春活力的有氧運動。做健美操可以消耗大量的能量，燃燒多餘的脂肪，使身體健康、勻稱，並能加強呼吸系統的功能，減少呼吸系統疾病的發生，還可以清除體內毒素和廢棄物，豐富毛細血管，使肌膚細膩、健康。

有氧健美操不但可以得到健身、美容的效果，還可以延緩衰老。有氧健美操可以促進機體的新陳代謝，並能刺激酶的催化作用，延緩機體的衰老；同時，有氧健美操可以促進血液循環、防止骨質疏鬆，提高人體的免疫力，改善激素的調節作用。利用這一系列的調節，健美操就起到了延緩衰老的作用。

健美操既可以使人充滿活力，又能起到美容、抗衰老的作用，自然會受到大家的青睞。但做運動時應注意下面的事宜。

(1)老年人做健美操時應避免負荷過重，動作要慢下來，幅度也不應過大過猛。隨著時間和運動能力的增強，可以逐漸加快速度和加大強度。

(2)孕婦做健美操應該經專門的醫生許可或指導，不可盲目進行；鍛鍊應從妊娠穩定期開始，即最好在妊娠 16 週後開始進行；鍛鍊的時間最好是 10～14 點；患有妊娠中毒症、妊娠並發症等妊娠病的孕婦不能參加健美操鍛鍊。

（3）女性在月經期仍可以參加健美操運動，但運動的時間不宜過長，並且應避免過於劇烈的運動。如果此時出現不正常的生理反應，如下腹疼痛、月經失調、甚至內生殖器官發炎等，應暫停運動，進行治療。

（4）不要空腹或進食後進行健美操運動。

空腹進行健美操運動會加大對體內儲存的能量的消耗，久之就會損傷機體各器官的功能，引起疾病。做健美操運動時胃腸的蠕動較少，消化液分泌不旺盛，消化功能較低，如果進食就會對胃腸產生較大的擠壓，易產生疼痛感。伴有消化系統症狀的癌症患者，更應注意該事項。

（5）健美操的運動量。

健美操的運動量應根據自己的身體狀況來定，身體素質好的，可延長運動的時間、加大運動的強度；身體較弱者，則應縮短運動的時間、降低運動的強度。健美操運動的效果關鍵在於堅持。

（6）健美操運動的場地。

健美操運動對場地有一定的要求，必須是通風條件好，且平坦的地方。最好有一定的彈性，如在室內鋪上地毯等，以緩衝運動對身體的衝擊力。

（7）不宜進行健美操運動的癌症患者，伴有嚴重疼痛症狀，出現惡病質、身體狀況極差、年齡較高的癌症患者不宜進行健美操運動。

八、太極拳有氧運動處方

太極拳是由中國古代各種拳術發展而來的，它吸收了陰陽理論學說，並應用了古代醫學中的經絡理論，遵循「剛柔並濟」，講求「運行氣血」。它逐漸由技擊轉向健身，受到越來越多的人的認可和喜歡。

(1)練習太極拳可強身健體

堅持長期練習太極拳可以促進脊柱結構的良性發展，防止脊柱畸形；太極拳運動，達到身體的和諧統一，可以活躍身體內的成骨細胞，促進骨質蛋白基質的產生，並減緩機體的衰老退行性變化，對防治骨質疏鬆頗為有益。

(2) 太極拳運動可以促進心血管系統的功能、促進新陳代謝

太極拳運動可以加強體內的血液循環，促進人體的新陳代謝，保持血液的良好循環，防治高血壓及各種心腦血管疾病。

(3)太極拳可以改善呼吸系統功能,促進消化功能

打太極拳時要求自然引導呼吸，使呼吸均勻平和、更加順暢。練習太極拳時要求腹式呼吸，增加了對胃腸的刺激作用，可有效改善消化系統的功能，促進人體的消化。

(4)練習太極拳還可以對神經系統產生影響

打太極拳時要求所有的動作協調一致、連貫自如，這就需要調動神經系統的統帥和調節能力。同時，練習太極拳時要求心靜，精神集中，使大腦功能得到很好的鍛鍊。

(5)練習太極拳可以提升機體免疫力

打太極拳對全身各個系統的調節作用，可以增強機體的生理功能、提升免疫力，從而可預防或推遲癌症發病。

(6)練習太極拳可以調節心理情緒

練習太極拳時強調「心靜」，主張摒除雜念、平心靜氣，可改善癌症患者焦慮、恐懼等不良心理情緒，有助於患者的康復。

要想使太極拳達到良好的效果，就要遵循打太極時的動作要領，這是太極拳運動的精髓。主要包括以下幾個方面。

(1)保持心平氣和

即「心靜」，摒棄一切雜念，集中思想，這樣才能達到虛實結合、剛柔並濟，這是練習太極拳的基本前提。

(2)注意身體各個部位姿勢的正確性

太極拳是一種涉及全身的健身運動，要求運動時全身各個部位的和諧一致，所以練習時各個部位姿勢無誤才能與其他的動作協調起來。以腰為軸心展開運動，頭要端正挺直，肩要放鬆下沈，胯部適當放鬆，膝關節微曲。

(3)把握各種不同姿勢和動作的微秒之處

在做定位動作時，腰應該稍微下按、脊柱隨之下沈，大椎上提，以產生上下對拉的感覺。胯應上連指尖、下順腳尖。手臂外伸並稍微下壓。在每個動作轉換時，應自然連貫、防止脫節。

(4)根據自己的情況確定練習的強度

根據自己身體的狀況和想要達到的目標來確定運動量和運動的快慢。尤其是晚期癌症患者，身體狀況較差，在練習太極拳時，應從小運動量開始，運動速度宜緩慢。以後可以循序漸進，逐漸加大運動量和加快運動的速度。

小叮嚀

疫苗並非多多益善

疫苗是為了提高機體的免疫力、預防各種疾病，但並不是說疫苗打的越多，身體的免疫功能就越強。

（1）過多注射疫苗，可造成人體的免疫麻痺，使人體自身出現免疫疲勞，致使自身免疫功能下降；

（2）對於人體來說，注射疫苗屬於異物入侵，可引起身體的不適感；

（3）如果同時接種多種疫苗，可能會引起疫苗間的交叉反應，致使身體不適，甚至可能引起死亡；

（4）各種疫苗是由病菌、病毒或它們產生的毒素製成的，在經過科學處理後，疫苗本身仍具有一定的毒性，可引起一些不良反應。

第七章
良好睡眠是天然免疫力

人的一生中約有三分之一的時間是在睡眠中度過的。大家都知道困了、累了，就要去睡眠讓身體和大腦休息一下，以便為再次的工作蓄積更大的能量和更多的精力。殊不知，睡眠與人體的免疫力也有著密切的關係。當我們處於睡眠狀態時，機體仍處在工作狀態。經由機體內一系列的分泌和調節，人體的免疫力獲得提升。

一、好睡眠可以提高免疫力

我們都知道睡眠，使身體和大腦可以得到休息，功能可以得到恢復和改善，減輕疲勞感，增進機體活力，提高生活品質和工作效率。但或許你還不知道，睡眠與人體的免疫力也有著密切的聯繫。

據德國呂貝克醫科大學研究人員進行的一項測驗，睡眠好的人血液中抗體的數量為睡眠質量差的人的 2 倍。美國的一位免疫學家也由「自我睡眠」的試驗證實了良好的睡眠可以增強人體的免疫力。

其實，我們在日常生活中也會發現當你頭痛、發燒、傷風、感冒或疲乏無力時，躺在床上休息一下或睡上一覺，症狀就會得到緩解，甚至消失。而如果不肯休息、甚至堅持工作，症狀則可能會加重。這也說明睡眠可以增強人體的免疫力。

良好的睡眠對免疫力的影響主要體現在以下幾個方面。

（1）質量好的睡眠可以使體內淋巴細胞的數量明顯上升，並促進白細胞的產生，激發巨噬細胞的活性，增強肝臟的解毒功能，及時將變異的細胞及侵入人體的細菌和病毒消滅掉，增強人體免疫的能力。

（2）在深度睡眠時，免疫系統的功能會得到加強。病毒和細菌可以促進人體產生「免疫蛋白質」。而在免疫蛋白質的作用下，睡眠的深度可以得到進一步的加強，從而人體的免疫力也會得到提升。

（3）睡眠時人體內分泌系統會相當活躍，調節人體各種激素的分泌，而激素對於人體免疫細胞的分泌起著重要的作用，從而對人體免疫系統起著非常重要的調節作用。

（4）睡眠時體內的有益菌生長迅速，這些有益菌對於促進機體功能的增強、免疫力的提高有著積極的作用。睡眠質量較差的人腸內有益菌的數量一般較少。

（5）另外，睡眠可以使人體各器官功能得到恢復，身體健康、大腦靈活，也有益於增強免疫力、抵禦各種疾病。

總之，保證充足的睡眠時間和良好的睡眠質量，就可以有效增強人體的免疫力，減少各種疾病的發生。

二、改善睡眠有助抗癌

研究證明，良好睡眠是戰勝癌症的法寶。這首先與睡眠可以消除疲勞、增強機體免疫力有關，免疫力的提高可以降低患癌症的危險性。

其次，人在睡眠時，大腦會分泌一種褪黑素，該激素是一種反氧化劑，可以阻止 DNA 受損，從而抑制癌症的發生。另外，通常在黎明時分達到高峰的皮質醇激素，會對一些具有抗癌作用的細胞產生影響。如果睡眠不好，可引發皮質醇激素分泌混亂，從而使人體更易患癌症。尤其會增加女性患乳腺癌的危險性。對於癌症患者來說，良好的睡眠則可以延緩癌細胞在機體內擴散的速度，抑制癌症的發展。

雖然，良好睡眠被稱為「戰勝癌症的法寶」，但在現實生活中，不良睡眠卻是隨處可見。加班熬夜地工作、樂此不疲的夜生活、壓力煩躁等不良情緒，都對現代人的睡眠產生著很大的負面影響，致使睡眠週期被打亂。

而癌症患者由於癌症本身所帶來的噁心嘔吐、腹痛腹脹、發熱咳嗽、呼吸困難、瘙癢疲勞、各種疼痛等症狀，以及對疾病的擔憂恐懼、對經濟的顧慮、不良睡眠環境等多種因素，往往難以安然入睡，而睡眠障礙反過來又會影響癌症患者的康復。因此，不論是健康人預防癌症，還是癌症患者治療癌症，改善睡眠都有著重要的意義。

具體來說，改善睡眠可以從以下幾個方面著手。

1. 合理安排作息

合理的作息制度，可以形成良好的睡眠——覺醒週期，有助於改善睡眠。通常的作息時間為晚上 9：00～10：00 睡覺，清晨 6：00～7：00 起床。睡眠時間為 7～8 個小時，老年人的睡眠時間稍少。儘量避免熬夜。

2. 改善睡眠環境

注意室內通風通氣、調節室內溫度和濕度、光線應柔和（或關閉燈源）、減輕雜訊，減少各種環境因素對睡眠的干擾，提高睡眠的質量。

3. 進行心理情緒調節

不良心理情緒嚴重干擾睡眠，因此，應重視心理情緒調節，避免不良情緒導致的睡眠障礙。

癌症患者應學會如何應付包括疾病在內各種因素所帶來的壓力和焦慮。即使睡不著，也不要過於焦慮，可以想像一些美好的事情、輕鬆的場景。另外，在睡前做放鬆操或者聆聽舒緩的音樂，也有助於睡眠。

4. 積極控制症狀或減少不良反應

如果睡眠障礙是由癌症症狀引起的，或者是由癌症治療時產生的不良反應所引起的，那麼應採取積極的措施，控制或減輕這些症狀和不良反應。

三、調節情緒有效改善睡眠

影響睡眠的因素包括很多種，如外界環境、生理情況、心理狀態等，不良的心理因素如焦慮、急躁、擔憂、緊張等，對睡眠的影響很大，常常會引起失眠等睡眠障礙，而善於調節自己的情緒，在遇到不如意事情時學會發洩和疏導、積極尋求解決的方法，避免患得患失，則可以有效改善睡眠的質量。

1. 控制急躁情緒

急躁是由於難以入睡引起的，輾轉反側，造成心慌意亂、急躁不安等情緒，結果刺激大腦處於過度的興奮狀態，更加難以入眠。針對此種情況，關鍵是要以一種平和的心態來對待一時的難以入眠。

首先要學會自我情緒疏導，告訴自己一時的失眠不會影響第二天的工作和學習，然後可以考慮一下為什麼難以入眠，找到問題的癥結所在，對症下藥，這樣就不會再受失眠的困擾了。如果只是一味地為睡不著覺而苦惱、焦慮、煩躁，則對失眠狀況起不到任何改善作用，反而會越急躁越睡不著，形成惡性循環。

2. 緩解心理壓力

現代社會緊張的生活節奏、繁重的工作任務、複雜的人際關係，使我們每天都承受著巨大的壓力。往往一天下來，感到緊張和疲憊，又因考慮到第二天的生活、工作、交際等問題，而影響到睡眠的品質。其實在外界給我們大量加壓的同時，我們要學會自我減壓，從而改善因壓力過大而造成的睡眠障礙。對生活中的一些小事，不要太在意，患得患失，關鍵在自我的感覺；對於比較重大的挫折、不幸，應學會開導自己，也可以利用轉移法（注意培養自己的興趣，多做一些自己喜歡做的事）或發洩法（找朋友傾訴、散心、做運動等）來自我減壓。

3. 克服緊張情緒

緊張情緒的出現一般與巨大壓力分不開。當人們面對巨大壓力，感到無所適從時，就會產生緊張的情緒，而這種緊張情緒又會影響到睡眠的質量。

克服緊張情緒，首先要消除引起緊張的因素。可以試著以一種平和的心態來面對引起你緊張的事情或事物；當你發覺自己真的難以泰然面對的時候，就考慮換一個新的環境去發展，避開使你緊張的因素。同時，要學會為人處事，多與他人溝通，並合理安排自己的生活和工作，使生活處於一種井然有序的狀態。另外，經常參加一些鍛鍊，增強身體素質，也對改善緊張情緒有著很好的效果。

四、改善睡眠的音樂療法

音樂分為很多種，有激揚奔放的，有低沈穩重的，有輕柔緩和的。不同的音樂對人的精神有不同的影響，激揚的音樂可以使人意氣風發、激發人的雄心壯志，沈鬱的音樂易使人陷入沈思、產生思考，而舒緩、柔和的音樂可以使人的精神得到放鬆、心情平靜。在睡覺之前，聆聽、哼唱輕柔、和緩的音樂有助於睡眠，對治療各種睡眠障礙有不錯的療效。

1. 聆聽音樂有效改善睡眠

在聆聽音樂的時候，音樂聲波會刺激聽覺神經，並對大腦的聽覺中樞產生一定的影響，從而起到激發人們想像力的作用，使人們產生對幸福生活的嚮往，心情變得愉快。音樂聲波的作用，還可以調整肌肉的張力和血液的流速，從而舒緩神經系統，調節聆聽者的情緒，改善睡眠的質量，有效治療失眠。

2. 哼唱音樂亦可助你入眠

哼唱自己喜歡的音樂可以起到與聆聽音樂同樣的作用。在聆聽音樂的過程中，人們遇到自己喜歡的音樂，往往會不自覺地跟著哼唱起來，漸漸地自己就會融入到美妙的音樂境界中，從而獲得精神上的愉悅，心情自然變得輕鬆。這樣就可以懷著一份美好的心情進入夢鄉。

前面我們說過，並不是所有的音樂都能起到改善睡眠的作用的，只有那些輕柔、緩和、細膩的音樂才能起到這樣的作用。根據實踐，可以發現以下幾類音樂對改善睡眠質量、治療睡眠障礙有不錯的效果。

(1) 古典音樂

古典音樂一般是比較高雅、舒緩的，如《春江花月夜》、《高山流水》等，經常聆聽此類音樂可以使人的心情變得平和、舒緩、安靜，有助於入眠。

(2)現代音樂中的某些曲目

指的是現代音樂中比較優雅的音樂，它們表達的感情細膩而豐富，並沒有塵世的繁雜。如《小城故事》、《山何日君再來》、《無限的愛》等，聆聽這樣的音樂，可以減輕煩躁的心情、改變壓抑的情緒，並能幫助聆聽者儘快入，改善其睡眠的質量。

(3)國外的某些音樂

國外一些音樂也具有和緩、平靜、纏綿、優雅的特點，如《致艾麗絲》、《天鵝湖》、《靜靜的頓河》等音樂。聆聽這些音樂可以使人心情平靜，有助於睡眠。

五、改善睡眠的小竅門

下面，我們來介紹幾種有利於睡眠的方法。這些方法簡便易行、實用性強，相信會對有睡眠障礙的讀者起到一定的幫助。如果你有時也受失眠等睡眠障礙的困擾，不妨在睡覺之前試試這些小竅門。

1. 梳　頭

作用原理：頭部有許多重要的穴位，由梳頭對頭部的按摩作用，刺激頭部的穴位，擴張頭部的血管、增加血流量，保證大腦供血和供氧，減少大腦疲勞，促進大腦發育。因此，睡前梳頭可以改善睡眠質量。

注意事項：梳子最好是木質的或動物角質的。為了達到最佳的按摩效果而又不對頭皮產生傷害，梳齒疏密適當，梳頭時既不要太快，也不要太慢，用力也要適度。每次梳頭的次數可以在 100 下左右。

2. 搓　手

作用原理：手部是經脈聚集的地方之一，有許多經脈經過此處，由搓手可以刺激這些經脈，促進體內的血液循環，從而改善睡眠質量，消除睡眠障礙。

操作方法：搓手時可將手掌、手背、手指、手腕以及虎口等部位都搓到，搓手的時間可長可短，以搓到手發熱為宜。

3. 摩　面

作用原理：摩面一方面可以起到促進面部血液循環的作用，有效防止面部老化。同時，由於面部與人體其他器官有著重要的聯繫，因此，摩面還對人體其他器官進行刺激，從而有效改善睡眠。

操作方法：摩面前，應先進行搓手，待手熱，將雙手手心向裏，由上額開始，經兩眉間、鼻子兩側、下巴，然後到達臉頰，最後至太陽穴處，並在太陽穴部位做圓周旋轉，每次 36 圈。

4. 溫水浴

作用原理：睡前溫水浴可以加速人體的血液循環，促進新陳代謝，使身體得到放鬆。同時，在溫水的作用下，大腦也會得到放鬆，處於相對的抑制狀態，有利於睡眠。

操作方法：將水放入浴盆中，水量可由自己來定。先在水中浸泡 3～5 分鐘，然後從水中出來，以毛巾反覆擦拭自己的身體，直至身體發熱、發紅，然後再次進入水中浸泡 3～5 分鐘。循環往復 2～3 次。

5. 溫水泡腳

作用原理：睡前進行溫水泡腳，既可以保證腳部清潔、有效緩解身體疲勞，還對改善睡眠質量有著一定的作用。這是因為腳部有幾十個穴位，溫水泡腳時，藉由這些穴位的作用，可以促進人體氣血的運行，有效改善睡眠質量，防止失眠。

操作方法：將 40℃～45℃ 的溫水倒入盆中，浸泡腳 20～30 分鐘。

注意事項：在泡腳的過程中，應不斷加入熱水，防止水溫降低。泡腳之後，最好以乾毛巾擦乾雙腳，然後進行腳部按摩。

6. 按摩神門穴

作用原理：按摩神門穴有利於心神穩定，從而可以促進睡眠的效果、改善睡眠的質量。

操作方法：神門穴位於手腕的橫紋側端。按摩的時候，以一隻手的中指和食指疊加，按摩另一隻手的神門穴，按摩時間 1～2 分鐘。然後換另一隻手按摩。

注意事項：做按摩的時間應在睡前 1 小時，太早的話就達不到促進睡眠的作用，太晚會產生疲勞感，不能進行充分的按摩。

7. 眼部按摩

作用原理：對眼部的按摩，可以達到滋養和調節心氣的作用，從而改善睡眠的質量。

操作方法：仰臥、閉目，以中指按摩眼球的上部，用無名指按摩眼球的下部，同時進行按摩，持續約 1 分鐘。然後再對眼眶進行放鬆按摩，約 1 分鐘。

注意事項：做按摩的時間應在睡前 1 小時，太早就起不到改善睡眠的作用，太晚按摩會使人產生疲勞感，不能充分進行按摩。

六、中藥安神作用大

一些中藥具有不錯的安神作用，食用有安神作用的中藥可以有效改善睡眠的質量。下面就介紹幾種有安神作用的中藥。

1. 人　參

【功效】補益五臟、健腦安神。

【主治】可用來補腦、增智，對於因身體虛弱引起的晚間多夢者也有顯著療效。

2. 山　藥

【功效】補中益氣、安神寧心、補益五臟。

【主治】主要治療因身體虛弱造成的遺精、失眠、健忘等症狀。長期食用，可以增強智力。

3. 甘　草

【功效】活血通便、安神補氣、養胃和中。

【主治】可有效治療心慌意亂、憂勞成疾、失眠健忘等症狀。

4. 麥　冬

【功效】安神益氣、滋陰補腎。

【主治】主要用來治療因身體氣血不足引起的心慌失眠、頭暈健忘、精神失常等症狀。

5. 枸杞子

【功效】填精益氣、寧心安神、明目益智。

【主治】可治療因身體虛弱造成的四肢無力、臉色蠟黃、消渴、遺精等症狀。

6. 酸棗仁

【功效】補腎益肝、益氣和中、寧心安神、明目益智。

【主治】可用於治療心慌意亂、盜汗、消渴等病症。

7. 靈　芝

【功效】補中益氣、安神益智。

【主治】可用於治療神經衰弱、失眠健忘、消化不良、食慾不振等症狀。

8. 合歡花

【功效】補脾健胃、安神健腦。

【主治】對於失眠健忘、胸悶、抑鬱等症狀有很好的調理作用。

9. 遠　志

【功效】補氣益精、健腦益智。

【主治】可用來治療夢魘、驚悸、健忘、虛弱等病症。

10. 龍　骨

【功效】安神益智、滋補五臟。

【主治】可用來治療心煩意亂、夢魘、自汗盜汗、遺精夢精、四肢冰涼、痢疾、便血、易怒等症狀。

11. 丹　參

【功效】寧心安神、活氣通絡。

【主治】對於各種原因引起的失眠健忘、心驚心悸、難以入睡等有顯著的療效。

12. 茯　苓

【功效】寧心安神、健腦益智。

【主治】對於失眠健忘、氣血不暢、身體虛弱等症狀有很好的療效。

13. 刺五加

【功效】補中益氣、安神益智、強筋健骨。

【主治】用來治療因身體虛弱引起的失眠健忘、腰酸背痛等症狀。

七、常見的安神利眠中成藥

中成藥是中國幾千年醫學研究和臨床實踐的結晶，它們具有療效顯著、服用方便、副作用小的特點，為廣大患者所喜愛。本文主要介紹一些可以改善睡眠質量、有安神利眠作用的中成藥。

1. 天王補心丸

【組成】由生地黃、玄參、丹參、人參、天冬、麥冬、當歸、茯苓、遠志、柏子仁、酸棗仁、五味子、朱砂、桔梗等藥物配製而成。

【功效】滋陰祛火、寧心安神。

【主治】對於神經衰弱引起的失眠多夢效果顯著，也可治療陰血虛弱所致的心臟病。

【禁忌】脾胃虛弱、多痰火旺者不宜食用。

2. 孔聖枕中丹

【組成】由龜甲、龍骨、石菖蒲、遠志等中藥配製而成。

【功效】補心寧心、健腦安神。

【主治】可用來治療用腦過度、記憶力下降、頭暈眼花、心慌氣短以及由神經衰弱引起的失眠多夢等有很好的治療效果。

3. 安神補心丸

【組成】由生地黃、丹參、旱蓮草、女貞子、菟絲子、五味子、石菖蒲、夜交藤、合歡皮、珍珠母等中藥配製而成。

【功效】補血活血、寧心安神。

【主治】可用於治療因神經衰弱、用腦過度造成的頭暈眼花、失眠多夢、心慌意亂、記憶力下降等症狀。

4. 神經衰弱丸

【組成】主要由丹參、當歸、知母、黃精、夜交藤、酸棗仁、遠志、夜合歡、生磁石、五味子等藥物配製而成。

【功效】滋陰補血、養心安神。

【主治】主要治療神經衰弱、失眠多夢、頭暈眼花、四肢無力等症狀。

5. 柏子養心丸

【組成】由黨參、黃芪、當歸、川芎、茯苓、柏子仁、酸棗仁、遠志、五味子、半夏曲、肉桂、甘草、朱砂等藥物配製而成。

【功效】活血益氣、安神補腦。

【主治】主要用來治療神經衰弱病症以及因用腦過度引起的精神恍惚、心慌氣短、失眠多夢、四肢無力等症狀。

6. 朱砂安神丸

【組成】由黃連、朱砂、生地黃、當歸、甘草等藥物配製而成。

【功效】補血活血、寧心安神。

【主治】主要用來治療因上火引起的心神不寧、失眠多夢、心熱等症狀，以及由這些症狀引起的失眠多夢等。

7. 磁朱丸

【組成】由煅磁石、朱砂、六神曲等藥物配製而成。

【功效】清肝明目、安神養心。

【主治】可用來治療因肝火旺盛引起的心慌意亂、頭暈耳鳴、視物不清等，以及因心虛引起的失眠多夢、記憶力下降等症狀。

8. 補中益氣丸

【組成】主要由黃　、人參、白朮、甘草、陳皮、升麻、當歸等藥物配製而成。

【功效】補脾健胃、補中益氣。

【主治】主要用來治療脾胃虛弱引起的全身無力、食慾不振、頭痛、自汗、脫肛等，並對氣虛引起的失眠症有不錯的療效。

9. 藿香正氣丸

【組成】由藿香、紫蘇葉、白芷、大腹皮、厚朴、陳皮、法半夏、茯苓、白朮、桔梗、甘草等藥物配製而成。

【功效】解表化濕。

【主治】對傷風感冒引起的頭痛發熱、腹脹腹瀉、食慾不振、嘔吐等症狀有顯著的療效，並能改善因這些症狀引起的睡眠障礙。

10. 五子衍宗丸

【組成】由菟絲子、五味子、枸杞子、覆盆子、車前子等藥物配製而成。

【功效】補腎壯陽。

【主治】可用於治療因腎虛引起的陽痿早泄、遺精滑精等症狀，並可以治療因腎氣虛弱引起的睡眠障礙。

八、實用助眠食療方

飲食是我們擁有健康的身體和充足的精力的基本保障。由食物的合理搭配、科學烹調，還能起到增強人體免疫力、治療各種疾病的效果。在這裏，我們就為大家介紹一些有助於改善睡眠質量、消除睡眠障礙、調節精神狀態的食療方。工作之餘、閒暇之際，不妨到廚房裏去一展身手，這對身體來說可是「小投資、大收穫」哦。

1. 香菇蒸豬腦

【組成】豬腦 100 克，香菇 25 克，雞湯 300 毫升，蔥 6 克，精鹽 1 克。

【製作】將豬腦挑去血筋、洗淨，放入瓷碗；將香菇以清水泡發、洗淨，將蔥洗淨切成小段，放入瓷碗；碗中拌入精鹽、倒上雞湯；將瓷碗上籠蒸 20～30 分鐘，出籠即可。

【功效】安神健腦、滋陰補血、健脾養胃。

【主治】主要用於治療失眠、神經衰弱，對於頭暈、多夢、視力下降也有很好療效。

2. 枸杞煸炒鱔魚

【組成】鱔魚肉 150 克，枸杞子 15 克，黃精 30 克，食用油 30 毫升，黃酒 15 毫升，蔥 10 克，生薑 3 克，精鹽 2 克，味精 1 克。

【製作】將鱔魚剖洗乾淨，切成片狀；將黃精洗淨，煎取出汁液；枸杞子洗淨，待用；將生薑切成絲，蔥洗淨切成小段；待油鍋燒熱，放入蔥、生薑煸炒至出香味，然後放入鱔魚片煸炒片刻，再加入黃酒、枸杞子、黃精汁、精鹽、味精，翻炒出鍋即可。

【功效】滋肝補腎、補氣活血。

【主治】主要用於治療失眠多夢、神經衰弱等症，也可用於治療貧血。

3. 海蜇皮蝦仁拌芹菜

【組成】芹菜 300 克，水發海蜇皮 150 克，乾蝦仁 15 克，白糖 10 克，食醋 10 毫升，精鹽 2 克，味精 1 克。

【製作】將芹菜去葉後切成段狀，於沸水中汆一下，然後撈出、瀝乾水分；將乾蝦仁泡發；海蜇皮洗淨、切成絲狀；把芹菜、蝦仁、海蜇皮放入同一容器中，拌勻；然後加入白糖、食醋、精鹽、味精，調勻即可。

【功效】清熱平肝、醒腦安神、利濕化瘀。

【主治】對神經衰弱、失眠多夢、頭暈目眩者頗為有效，也可用於治療小兒軟骨病。

4. 百合炒芹菜

【組成】芹菜 350 克，鮮百合 150 克，食用油 30 毫升，黃酒 10 毫升，白糖 10 克，蔥 5 克，生薑 3 克，精鹽 2 克，味精 1 克。

【製作】芹菜去葉後，切成段狀，放入沸水中汆一下，然後撈出、瀝乾水分；將百合洗淨、掰成片狀；蔥切成小段，生薑切成粉末；油鍋燒熱，下入蔥段、生薑末熗鍋，然後倒入芹菜、百合煸炒，煸炒透後，加入黃酒、白糖、精鹽、味精等調料，並加入少量的清水，翻炒均勻，出鍋即可。

【功效】寧神健腦、清熱潤肺。

【主治】主要適用於心煩意亂、失眠多夢、神經衰弱諸症，並可治療內火旺盛引起的病症。

5. 丹參炒豬心

【組成】豬心 250 克，丹參 30 克，韭黃 10 克，雞湯 100 毫升，食用油 30 毫升，黃酒 10 毫升，食醋、醬油各 5 毫升，麻油（香油）3 毫升，濕澱粉、白糖各 10 克，蔥花、蒜末各 2 克，生薑末 1 克，精鹽 2 克，味精 1 克。

【製作】將韭黃洗淨、切成小段；將丹參洗淨、煎取汁液；豬心洗淨、切成片狀，然後拌入精鹽、濕澱粉；將黃酒、醬油、濕澱粉、雞湯、白糖、丹參汁、精鹽放入碗中，調成芡汁；待油鍋燒熱，放入豬心滑炒，熟後撈出並瀝乾油；然後將蔥花、蒜末、生薑末入鍋煸炒至出香味，再倒入豬心，加上芡汁，撒入韭黃段。翻炒均勻後，加入麻油、食醋和味精，調勻即可。

【功效】養心安神、活血益智。

【主治】主要用於治療神經衰弱、失眠健忘、心神不寧、焦慮多夢等症。

6. 天麻木耳炒魚片

【組成】青魚肉 200 克，水發黑木耳 30 克，天麻 10 克，雞蛋 1 個，食用油 30 毫升，雞湯 50 毫升，黃酒 10 毫升，麻油 5 毫升，澱粉 10 克，蔥花 5 克，生薑末 1 克，精鹽 2 克，味精 1 克。

【製作】將天麻放入淘米水中浸泡 4 小時，撈出洗淨，然後上籠蒸約半小時，至透，切成薄片；將青魚肉切成薄片，拌入黃酒和精鹽，加入蛋清調勻，再以澱粉調稠，然後放入三成熱的油鍋中滑熟；待油鍋五成熱時，放入蔥花、生薑末煸香，再加入黑木耳煸炒片刻，然後加入雞湯、黃酒、精鹽大火煮熟，再放入青魚片、天麻稍煮，然後勾芡、調入麻油和味精即可。

【功效】滋陰安神、平肝養血。

【主治】主要用來治療神經衰弱、失眠多夢等症狀，並可用於防癌抗癌。

7. 清燉太子參老鴨

【組成】老鴨 1 隻，太子參 15 只，黃酒 10 毫升，蔥5 克，生薑 3 克，精鹽 2 克。

【製作】將鴨子宰殺、除去內臟，洗淨；太子參洗淨；將蔥切成段，生薑切成片，然後將鴨、太子參、蔥段、薑片、黃酒、精鹽、放入鍋中，加入適量的清水，以大火燒沸，然後改以小火慢燉。待鴨肉熟爛，揀出蔥段和薑片，即可食用。

【功效】補脾潤肺、健腦益智。

【主治】在治療失眠多夢、神經衰弱、精神萎靡方面效果顯著，也有助於食慾不振、消化不良等症。

8. 茯苓天麻蒸鯉魚頭

【組成】鯉魚頭 500 克，天麻、茯苓各 10 克，白糖 20 克，濕澱粉 10 克，鮮湯 100 毫升，黃酒 15 毫升，醬油 10 毫升，麻油 5 毫升，蔥花 6 克，生薑末、胡椒粉各 3 克，精鹽 2 克，味精 1 克。

【製作】鯉魚頭剖洗乾淨後，裝入盤中；將茯苓切成大片，以水浸泡；然後將天麻放入浸泡過茯苓的水中浸泡 4 小時，撈出、洗淨，天麻蒸透後，切成薄片，放入鯉魚頭內。將魚頭放入盆中，加入蔥花、生薑末並加入適量的清水，蒸約 30 分鐘，然後以濕澱粉、鮮湯並加入黃酒、醬油、麻油、蔥花等各種調料，在鍋內燒開勾芡，將芡汁澆在魚頭上即可。

【功效】滋肝養腎、活血養血、安神益氣。

【主治】主要用來治療神經衰弱、失眠多夢、頭暈目眩、耳聾耳鳴、高血壓等症，並可用於治療水腫脹滿、腳氣、黃疸等症。

9. 桂圓白菜炒雞丁

【組成】雞脯肉 200 克，桂圓肉 25 克，小白菜 30 克，食用油 50 毫升，鮮湯 150 毫升，黃酒 10 毫升，醬油 5 毫升，濕澱粉、白糖各 10 克，蔥 5 克，生薑、大蒜各 3 克，精鹽 2 克。

【製作】將雞脯肉洗淨、捶鬆，切成雞丁，放入碗中，拌入精鹽和濕澱粉；將桂圓洗淨；將小白菜洗淨後，放入油鍋中滑炒，然後盛出、待用；將白糖、醬油、鮮湯、濕澱粉、精鹽放入碗中，調成汁；待油鍋熱，放入桂圓肉、雞丁翻炒。待雞肉變為白色、汁乾，調入黃酒、放入蔥、薑、蒜等炒勻，加入調味汁，放入小白菜，炒勻即可。

【功效】益氣養血、健脾補腎、寧心安神。

【主治】主要用於治療神經衰弱、失眠多夢、心慌、健忘、氣血虛弱等症。

10. 乳鴿氽肉丸

【組成】乳鴿 2 隻，天麻 15 克，雞脯肉 50 克，豬肉 100 克，雞蛋 3 個，濕澱粉 10 克，雞湯 300 毫升，蔥薑汁 20 毫升，蔥、生薑各 5 克，精鹽 3 克，胡椒粉 2 克。

【製作】將宰殺好的乳鴿洗淨；將雞蛋清打入碗中，留用；天麻在淘米水中浸泡 4 小時後，撈出、洗淨，放入蒸籠蒸熟後切成末；將雞肉、豬肉洗淨並捶成肉蓉，並以蔥薑汁和蒸天麻的水打開，加入蛋清、濕澱粉、胡椒粉、精鹽、天麻末，拌勻。將雞湯加入乳鴿中，將乳鴿和各種調料（最好將調料裝入紗布包中）一起放入蒸籠裏蒸 3 個小時取出，去除調料（或紗布包）。將乳鴿放入湯缽內，加入湯汁。鍋內加水燒，待鍋開後，改以小火，將肉蓉擠成丸子，汆熟後撈出，放在鴿子的周圍即可。

【功效】養心安神、健腦益智、清肝明目。

【主治】主要適用於頭暈眼花、失眠多夢、神經衰弱等症狀。

11. 天麻沖蛋湯

【組成】天麻 10 克，雞蛋 1 個，精鹽 1 克，麻油 2 毫升。

【製作】將雞蛋打入碗中；將天麻煎煮提取汁液，然後以沸藥汁沖雞蛋，加入精鹽，調入麻油，即可食用。

【功效】清肝養胃、益氣安神。

【主治】主要適用於失眠多夢、神經衰弱、頭暈目眩及四肢麻木等症。

12. 蔥白紅棗湯

【組成】紅棗 15 枚，蔥白 5 根。

【製作】將蔥白洗淨、切成段；將紅棗洗淨、以清水泡發，然後放入鍋中，加適量的清水大火煮沸，約 20 分鐘後，加入蔥白繼續熬 10 分鐘左右，即可食用。

【功效】滋陰養血、安心寧神。

【主治】主要針對失眠多夢、健忘、神經衰弱及由神經衰弱引起的白天精神萎靡不振等症。

13. 茯苓燉鴨湯

【組成】鴨 1 隻，冬瓜 500 克，茯苓 15 克，麥冬 20 克。

【製作】將冬瓜洗淨切成塊，放入盆中；將鴨宰殺剖洗後，切成塊，放入鍋內；將茯苓和麥冬裝入紗布包，放入鍋中，加水煮 30 分鐘後，再放入切好的冬瓜，繼續煮。待鴨肉熟透，加入調料即可。

【功效】清熱解毒、滋陰生津、寧心安神。

【主治】對各種原因造成的神經衰弱、失眠多夢等治療效果都頗為好。

14. 麥棗煨豬腦

【組成】豬腦 100 克，小麥 50 克，紅棗 30 克，白糖 5 克。

【製作】將紅棗在溫水中浸泡後洗淨；豬腦挑去血筋、洗淨；小麥洗淨、瀝乾水分後放入鍋中，加入大量的水大火煮沸，然後改以小火熬煮 30 分鐘，再加入豬腦、紅棗，再次燒沸後，加入白糖，以小火繼續煮 40 分鐘即可。

【功效】養心健腦、安神除煩。

【主治】主要用於治療失眠多夢、心煩意亂、頭暈眼花等症。

15. 桂圓黨參燉豬心

【組成】豬心 250 克，桂圓、黨參各 15 克，紅棗 20 克。

【製作】將豬心去肥油後洗淨；紅棗洗淨、去核；桂圓、黨參洗淨；將所有原料一起放入鍋內，加入適量清水大火煮，待煮沸後，改以小火燉 1 約個小時，調味，即可食用。

【功效】益氣活血、安心寧神。

【主治】主要適用於失眠多夢、神經衰弱、心煩意亂、體乏無力等症。

16. 芹菜豆腐燉魚頭

【組成】鯉魚頭 1 個，豆腐、芹菜各 150 克，芡實 25 克，蔥 5 克，生薑 3 克，精鹽 2 克，醬油、麻油各 5 毫升。

【製作】以熱水浸泡芡實，至軟、去皮；將鯉魚頭洗淨、切成小塊，放入鍋中；鍋內加水，並放入蔥、薑，待煮沸後，撇去浮沫，放進芡實、豆腐和芹菜，加入精鹽，調入醬油和麻油，稍煮即可食用。

【功效】健腦提神、滋陰補腎。

【主治】主要治療神經衰弱和失眠多夢。

17. 桂圓蓮子紅棗羹

【組成】桂圓、蓮子各 15 克，紅棗 20 克，冰糖 10 克。

【製作】將蓮子以清水泡發，去皮、去心後，洗淨；將紅棗、桂圓洗淨，與蓮子一起放入砂鍋內，加水煮至蓮子酥爛，再以冰糖調味即可。

【功效】益氣安神、健脾養血。

【主治】主要針對神經衰弱、失眠多夢、心神不寧等症，也可治療健忘、貧血。

18. 蓮棗糯米羹

【組成】糯米 50 克，紅棗 10 枚，蓮子粉 15 克，紅糖 15 克。

【製作】將糯米淘洗乾淨，與紅棗、蓮子粉一起放入鍋內，加入適量清水大火煮沸，改以小火熬煮，直至大米、紅棗、蓮子粉熟透、黏稠，調入紅糖，再略煮即可食用。

【功效】溫中益氣、寧心安神。

【主治】主要用於治療心慌意亂、失眠多夢、頭暈目眩等症，同時對脾腎虛弱、陽痿早泄者也有顯著療效。

19. 茯苓棗米粥

【組成】大米 50 克，紅棗 10 枚，茯苓 20 克，紅糖 10 克。

【製作】將紅棗洗淨；大米淘洗乾淨，然後與茯苓、紅棗一起大火煮沸，再改以小火煨煮，至棗米、茯苓熟透、黏稠，調入紅糖即可。

【功效】補脾健胃、養心安神。

【主治】主要治療失眠多夢、心慌意躁及脾胃虛弱。

20. 柏子仁小米粥

【組成】小米 100 克，柏子仁 15 克，紅棗 10 枚，紅糖 15 克。

【製作】將柏子仁去皮、殼及雜質，然後搗碎；將小米淘洗乾淨，與紅棗和搗碎的柏子仁一起放入鍋內，加水大火煮沸，再改以小火熬煮至粥稠，調入紅糖即可。

【功效】養心安神、補中益氣、清熱解毒。

【主治】適用於治療失眠多夢、心煩意躁及食慾不振、記憶力下降等病症。

小叮嚀

一笑解百病

眞誠的笑，是積極情緒的表現，一方面可以緩解緊張的情緒、減輕心理壓力，同時也可增加抗體的產生，增強人體免疫力。日本的醫學家還研製出了一種「笑療法」，用來治療疾病：

（1）早上洗刷後、晚上沐浴後，站在鏡子面前，一邊自我欣賞，一邊開口大笑；

（2）白天至少照鏡子一次，並對鏡而笑，每次3分鐘；

（3）平時也可手持小鏡子，開口大笑。

第八章
合理營養
提升免疫力

「民以食為天」。自古以來，我們都把飲食放在生活中特別重要的地位。而飲食的基礎在於合理營養。合理的營養既可以為我們的日常生活和工作提供體力上的支援，對改善我們的精神狀態、保持愉悅的心情也起著重要的作用。合理的營養是提高人體身體素質、增強人體免疫力的基礎保證。

一、蛋白質

據實驗分析，蛋白質占人體重量的15%～18%。蛋白質是由氨基酸組成的，人體內蛋白質的種類很多，而每一種蛋白質至少由10種以上的氨基酸組成。人體內可以合成的氨基酸有72種，稱為非必需氨基酸。不能在人體內合成，而必須從食物中攝取的氨基酸有8種，稱為必需氨基酸（包括色氨酸、苯丙氨酸、賴氨酸、蘇氨酸、蛋氨酸、亮氨酸、異亮氨酸、纈氨酸）；另有2種半氨基酸類。

人體攝取的食物中含有的蛋白質，會在腸胃中分解為各種氨基酸被機體吸收，然後隨血液循環至全身各組織器官，合成人體需要的蛋白質。

蛋白質可以為人體提供一定的熱量，以維護人體正常的生理功能，人體所消耗的能量，約有 20%由蛋白質提供。另外，蛋白質在提高人體免疫力方面的作用主要體現在三個方面。

(1) 蛋白質是人體細胞的主要組成成分

在人體皮膚、毛髮、肌肉、骨骼、內臟、大腦、血液等組織器官的構成中起著重要作用；為人體提供熱量，補充新陳代謝造成的消耗，並修補組織損失，從而為機體的正常運行、防止病變的發生打下良好的基礎。

(2) 蛋白質是人體內重要物質的主要原料

蛋白質是構成血紅蛋白、膠原蛋白、核蛋白、激素、酶、肌肉組織等物質的主要原料來源。其中血紅蛋白、膠原蛋白、核蛋白、激素、酶是人體免疫系統正常發揮功能的保障。

(3) 蛋白質可有效阻止病菌侵入

由蛋白質構成的免疫球蛋白和 T 淋巴細胞、B 淋巴細胞，可增強機體的免疫防禦功能，對侵入人體的細菌、病毒等各種微生物起到阻斷作用，防止人體內出現各種病變，降低發生癌症的可能性。

蛋白質在人體內有這麼重要的作用，那麼我們應該從哪些食物中去獲取足夠的蛋白質呢？根據蛋白質中所含必需氨基酸的情況，我們將含蛋白質的食物分為三類。

(1) 含有完全蛋白質的食物

完全蛋白質指的是蛋白質中含有人體必需的 8 種氨基酸，而且數量充足、比例合適，屬於優質蛋白質。這類食物為各種瘦肉、蛋奶類及其製品、各種豆類（如黃豆、青豆、黑豆、綠豆等）及其製品。

(2)含有半完全蛋白質的食物

這類蛋白質中含有的必需氨基酸的種類齊全，但數量和質量方面與人體的需要有一定的差距。含有半完全蛋白質的食物有粳米、大麥、馬鈴薯、花生等。

(3)含有不完全蛋白質的食物

指的是這類蛋白質中含有的人體必需氨基酸的種類不齊全，是質量最差的一類蛋白質。這類食物包括玉米、肉皮等。

除了必須從食物中攝取的8種必需氨基酸外，其他一些可以在人體內合成的氨基酸也需要從食物中獲得補充。為了滿足人體對各種氨基酸的需要，我們需要飲食多樣化，合理搭配，獲得充足、優質的蛋白質。

通常採用的方式是蛋白互補，如小麥與玉米互補，玉米與大豆互補，葷食與素食互補等。

二、維生素A

維生素A是脂溶性維生素，它有兩種形式，一種是維生素A的最初形態，只存在於動物性食物中，如動物肝臟、魚類、肉類、蛋類、奶類等；一種是維生素A原，即β－胡蘿蔔素，它們多存在於有色（紅色、綠色或黃色）蔬菜水果中，如菠菜、油菜、山芋、胡蘿蔔、番茄、茄子、薺菜、韭菜、菜花、辣椒、海帶、紫菜、橘子、芒果、廣柑、山楂、香蕉、香瓜、杏、桃、柿子等，在被人體吸收後，可以轉化為維生素 A。

維生素 A 最顯著的功效就是治療各種眼部疾病。另外，它還可以促進細胞分裂、保護上皮組織、增強人體的免疫力，並有預防癌症的作用。

1. 促進細胞分裂、保護上皮組織

現代免疫學研究發現，維生素 A 可以提升機體對蛋白質的利用率，促進細胞分裂，刺激新細胞的生長，並能將未成熟的細胞轉化為骨細胞，促進骨骼的生長、發育。同時，它可以刺激黏液的分泌，對消化道、呼吸道、泌尿道等組織器官的上皮細胞組織起到維護的作用，防止細菌感染，有效抵禦各種傳染病。如果維生素 A 供給不足，這些器官的上皮組織細胞就會出現變異，人體的防禦能力就會下降、免疫力就會降低。

2. 增強機體免疫力、預防癌症

維生素 A 對組織細胞起著黏合和保護的作用，並對皮膚、咽喉、呼吸器官等的上皮組織起保護作用，增強其抵禦傳染病和寄生蟲感染的能力。同時，它還對人體免疫球蛋白的形成有著密切的關係，由提高細胞免疫和體液免疫的作用，使人體抗感染和抵禦疾病的能力得到加強。

科學研究證實，維生素 A 還可以防治空氣污染所致的上皮細胞腫瘤。

維生素 A 對於增強人體免疫力、預防癌症有著積極的作用，但有一點需要特別引起注意：由飲食補充維生素 A 並無危險性，但過量服用維生素 A 類藥物則可能引起藥物

中毒。過量服食含有胡蘿蔔素的食物，雖無毒性，但大量胡蘿蔔素在人體累積，會引起皮膚變黃。停食後即可恢復正常。

維生素 A 和胡蘿蔔素都是脂溶性物質，所以，胡蘿蔔宜與肉一起炒食，在有動物脂肪的環境下，易於被人體吸收。富含維生素 A 和胡蘿蔔素的蔬菜在烹調時不宜加入小蘇打，因為在高溫、高鹼的環境下營養可能被破壞；經適度烹調後，可以增加胡蘿蔔素的利用率，但不宜過分烹調或冷凍脫水，以防胡蘿蔔素流失。

三、維生素 E

維生素 E 也是脂溶性維生素，它主要存在於穀類種子的胚芽及綠葉蔬菜的脂質中，如大豆、紅豆、豆製品、小麥胚粉、髮菜、淡菜、花生仁、杏仁、松子、核桃、辣椒粉、茶葉、腐竹、葵花子、芡實米、桑葚、南瓜子、南瓜粉等。

因其是脂溶性維生素，所以，在各種植物油中含量相當豐富。如在小麥胚芽油中，每 100 克油中含 260 毫克（1 毫克＝0.001 克）維生素 E，每 100 克玉米油中含 105 毫克維生素 E，每 100 克大豆油中含有 101 毫克，每 100 克棉子油中維生素 E 的含量為 91 毫克。水果及動物性食品中含有的維生素 E 較少。

因為含有維生素 E 的食物較多，而且維生素 E 在人體保存的時間相當長，所以，一般情況下人們不會缺乏維生素 E。

維生素 E 具有營養保健的作用。它是一種高效抗氧化劑，可以對抗自由基的破壞作用，防止細胞變異、延緩細胞衰老，因此有防衰老、抗癌變的功效。

1. 防止細胞氧化、增強免疫力

維生素 E 具有抗氧化的作用，可以阻止有毒自由基對機體細胞組織的傷害，降低不飽和脂肪酸的過度氧化，保持機體內細胞膜的正常生理功能，防止細胞中脂褐質的生成，從而起到保護細胞、增強免疫力的功能。同樣，由於維生素 E 抗氧化和延緩細胞衰老的作用，使得其具有了加速傷口癒合、淡化疤痕、延緩衰老的功效。

2. 增強細胞功能、對抗環境污染

由於維生素 E 的天然抗氧化作用，它可以中和過氧化物對細胞的傷害、消除體內過多的自由基，增強機體細胞對抗環境污染的能力，進而對肝臟及皮膚起到保護的作用。

另外，透過動物模型和在美國老年人中的實驗，證實了維生素 E 可以促進 T 淋巴細胞的功能，增強人體的免疫力，降低患肺癌和乳腺癌的概率。維生素 E 被稱為維生素家族中抗癌的後起之秀。

維生素 E 本身並無毒性，但服用大量的維生素 E 會消耗盡儲存在體內的維生素 A。

維生素 E 遇到光、熱、鹼極易被破壞，因此，在食物加工過程中維生素 E 往往損失較多。如堅果及穀物經加工損失率為 80%，而綠色蔬菜經烹調後損失率為 65%。維生

素 E 大量存在於植物油中，在保存時應將盛油的容器放在陰涼處，在烹調時要防止油溫過高，一旦超過 200℃ 開始冒煙，維生素 E 就會急劇消失。

四、維生素 C

維生素 C 是我們熟知的一種維生素，屬於水溶性維生素，除了動物肝臟外，它主要存在於新鮮的蔬菜和水果中。富含維生素 C 的蔬菜包括蘆筍、辣椒、菜花、白菜、甘藍、芥菜、番茄、荷蘭豆、甘薯、馬鈴薯、車前草等；富含維生素 C 的水果有奇異果、紅棗、橘子、廣柑、草莓、橙子、芒果、西瓜、葡萄等；在一些果汁中，維生素 C 的含量也很高，如蘋果汁、山楂汁、酸果汁、葡萄汁等。

維生素 C 是知名度最高的營養素之一，它的主要作用是增強人體的免疫力，有效消除疲勞，並有很好的防癌抗癌的作用。

1. 增強人體免疫力

維生素 C 可以促進人體內產生大量的干擾素，而干擾素是一種具有抗病毒活性的蛋白質。隨著干擾素含量的增加，人體的免疫功能就會增強。而且，維生素 C 可以由自身的氧化還原作用，保護細胞膜，維護人體正常的免疫功能。大劑量地補充維生素 C 可以增強體內白細胞的吞噬細菌和病毒的能力，有效預防各種流感。

2. 具有消除疲勞的作用

有資料報導，缺乏維生素C的最早症狀即是「輕度疲勞」，而補充一定量的維生素C可緩解這種疲勞。

這是因為維生素C能夠快速分解堆積在人體內、可使人體疲勞的物質。研究人員指出，維生素C是消除疲勞、增強體力的特效藥，若能與維生素B_1同時攝取，則抗疲勞的效果會更佳。

3. 具有抵禦癌症的作用

食物中的亞硝酸鹽在進入人體後，經過一系列的反應，會合成強致癌物亞硝胺。而維生素C可以阻斷亞硝胺的這種合成作用，減少了體內致癌物質的形成。

同時，維生素C還參與到膠原蛋白的合成中，維護細胞間質的正常結構，對損壞的細胞間質進行修復和維護，防止惡性腫瘤的發生。

4. 降低吸菸的危害

經常吸菸的人患心臟病、肺癌及其他各種疾病的機會增多，而維生素C可以降低吸菸對人體造成的這種傷害，對身體起到一定的保護作用。

蔬菜的葉部所含的維生素C要比莖部高，新葉比老葉高；帶皮的蔬菜，皮中含有的維生素要比裏面的含量高。烹製綠葉蔬菜時應先洗後切。維生素C遇高溫極易分解，所以，涼拌菜和急火快炒菜中維生素C可以得到較好的保存。另外，在做菜時，加入少量的醋也可以防止維生素C

流失。

五、B群維生素

B 群維生素是一個大家族，包括維生素 B_1、維生素 B_2、維生素 B_6、維生素 B_{12}、維生素 P、泛酸、葉酸、生物素等。其中的維生素 B_2、維生素 B_6 和維生素 B_{12} 對於增強人體的免疫力、防止或減少癌症的發生有重要的作用。

1. 維生素 B_2

維生素 B_2 又稱核黃素，是水溶性維生素。它可以參與人體內谷胱甘肽過氧化物酶的形成，而該酶具有抗氧化的作用。所以，維生素 B_2 間接地起著抗氧化的作用，可以防止過氧化物質在體內的生成和堆積。其含量與食道癌的發病率成反比，缺乏維生素 B_2 可增強化學致癌物質致癌的作用。

富含維生素 B_2 的食物有動物內臟、豆類及其製品、花生、杏乾、葵花籽、奶類、蛋類、乾酵母、黑木耳及苜蓿、菠菜、雪裏紅、薺菜等。

應避免維生素 B_2 與高纖維類食物同時食用，以免影響維生素 B_2 的吸收。維生素 B_2 在陽光、尤其是紫外線的照射下極易受到破壞。

2. 維生素 B_6

維生素 B_6 是水溶性維生素。它含有吡哆醇，它由吡哆醇的作用對人體淋巴細胞的增殖起到有益的作用。而且，

維生素 B_6 由對 DNA 合成的影響，對人體的免疫力產生直接或間接的影響。維生素 B_6 對細胞膜起到一定的保護作用，增強細胞膜對致癌物質的防禦作用。大劑量的維生素 B_6 可以有效抑制惡性腫瘤細胞的生長。

維生素 B_6 多分佈於動物肝臟、雞肉、魚類、蛋黃及酵母中，植物性食物（香蕉、馬鈴薯等）中含量較少，其中蔬果類中含量要比糧食類中含量更低。

切菜宜用快刀，防止維生素 B_6 的損失。儘量減少烹調的時間，防止因溫度過高造成的維生素的損失。

3. 維生素 B_{12}

維生素 B_{12} 是水溶性維生素。它主要是對免疫球蛋白的影響來達到增強人體免疫力的作用。當其含量降低時，就會造成免疫球蛋白的生成衰竭，從而引起人體免疫力的下降，易於生成腫瘤細胞，發生癌症。有研究發現，補充維生素 C 和維生素 B_{12} 可抑制腫瘤細胞的增殖。

維生素 B_{12} 主要存在於瘦肉、肝臟、蛋類、奶類、牡蠣和金槍魚中，在植物性食物中含量較少或基本不含。

在烹飪及儲存的過程中，維生素 B_{12} 的損失都不會太大。但與大量的維生素 C 同時服用，會影響機體對維生素 B_{12} 的吸收。

六、鐵

鐵是人體維持生命的重要的微量元素。人體內 60%～70%的鐵存在於血紅蛋白內，其餘的或參與到各種細胞色素和肌紅蛋白的合成中，或以鐵蛋白的形式儲存在肝、脾、骨髓及腸黏膜內。

1. 對人體免疫力的影響

鐵的含量對人體的免疫功能有著重要的影響。鐵能維護人體免疫系統功能的正常運行，強化人體的免疫力。缺鐵可引起免疫功能障礙。缺鐵對人體免疫系統的影響主要表現在兩個方面：

一是在體液免疫方面，對單純性缺鐵患者進行鐵劑治療後，體內免疫球蛋白 G 和免疫球蛋白 M 明顯升高；二是在細胞免疫方面，T 淋巴細胞具有免疫防禦和免疫監視的作用，對各種變異細胞和病菌有免疫殺傷的作用，同時，它還可以對免疫障礙和免疫紊亂起到調節的作用。

但是，人體缺鐵後，外周淋巴細胞的有絲分裂就會減少，其吞噬功能就會降低；嗜中性粒細胞對病菌的殺傷能力也會降低，T 淋巴細胞的數量減少，從而致使機體的免疫功能降低。

2. 與癌症的關係

鐵對人體的免疫力有重要的作用，但並不是說，人體內鐵的含量越多越好。醫學研究和動物實驗表明，高鐵儲存與發生癌症的危險性的增加有著一定關係，而低鐵儲存則與癌症危險性的降低有關。關於這方面的研究目前還不成熟。據專門研究人員設想，這一方面可能是鐵的含量過高，誘導脂質過氧化反應增強，致使機體氧化和抗氧化平衡失調，對 DNA 造成損害，從而引起了細胞突變；另一方面鐵可能是腫瘤細胞生長和複製的限制性營養素，體內鐵的含量過高，可能會增加某種腫瘤細胞的生存和生長。

3. 人體對鐵的需要量

根據世界衛生組織和中國營養學會的建議，嬰兒至 9 歲兒童每天需鐵量為 10 毫克，10～12 歲兒童每天需鐵量為 12 毫克，少女每天需鐵量為 20 毫克，成年女性每天需鐵量為 18 毫克，乳母、孕婦每天需鐵量為 28 毫克。成年男性每天需鐵量為 5～9 毫克。

4. 鐵的食物來源

鐵的豐富來源首先是動物的肝臟及血製品、可可粉、魚粉、馬鈴薯、黃豆粉、麥胚、精大米等，其次為牛肉、紅糖、蛤肉、乾果、蛋黃等。

另外，蘆筍、豆類、雞、魚、羊肉、蛋類、扁豆、花生、菠菜等中也含有較豐富的鐵元素。

七、鋅

微量元素鋅在人體內的含量僅次於鐵，人體內 60%的鋅含在肌肉中，22%～30%的鋅含在骨骼，其餘的分佈在皮膚、毛髮、胃腸、肝臟及神經系統和血液中。各部位的鋅主要存在於細胞內。

1. 調節人體免疫功能

鋅直接參與到細胞免疫和體液免疫的過程中，對免疫功能有著營養和調節的作用。鋅可以促進淋巴細胞的活性，誘導B淋巴細胞的產生抗體和免疫球蛋白；鋅缺乏會影響到核酸中酶的活性，進而造成DNA複製障礙，降低淋巴細胞抵抗各種抗原的能力；缺鋅還會影響B淋巴細胞在骨髓中的發育，降低T淋巴細胞的功能，抑制吞噬細胞膜上酶的活性，削弱機體的免疫力。近年研究還發現，鋅具有保護胸腺細胞、淋巴細胞和多種免疫細胞對抗凋亡的作用，從而使人體免疫功能得到提升。

2. 鋅與癌症的關係

據資料顯示，中國食道癌高發的河南、山西等地區患者體內鋅的含量較低。關於鋅的攝取量與癌症之間的關係，目前尚有爭議。但我們可以肯定的是，鋅在一定程度上可以阻止自由基的破壞活動，從而對細胞膜和細胞的正常分裂起到保護的作用，抑制腫瘤細胞的擴散。

3. 人體對鋅的需要量

不同年齡、生理狀態的人對鋅的需要量也是不同的。根據世界衛生組織的推薦，0～4個月的嬰兒每天需要3毫克，5～12個月的嬰兒需要5毫克，1～10歲兒童每天需要10毫克，成年男性每天需要15毫克，成年女性每天需要20毫克，哺乳期女性每天需要25毫克。

4. 鋅的食物來源

鋅的豐富來源首先是麵筋、豬肉、禽肉、牛肉、肝、調味品、芝麻糖、小麥麩、乾貝、蝦、花生、花茶；其次是魷魚、海米、黑米、銀耳、香菇、紅茶、綠茶、豬肝、牛肝、全穀製品（如大麥、小麥、燕麥）等。

八、銅

銅在人體內主要以蛋白質結合的狀態存在。人體內50%～70%的銅存在於肌肉和骨骼內，20%左右存在於肝臟內，其餘的存在於血液和含銅酶類中。

1. 對人體免疫力的影響

銅可以促進機體白細胞的分裂和增殖，而缺銅時白細胞的數量就會減少，並造成骨髓中性粒細胞的成熟障礙，以致其數量隨之下降，從而影響人體的免疫力。銅缺乏還會影響 T 淋巴細胞對多種刺激源的反應性，使其殺傷力降低，吞噬細胞的抗菌活性也會大大減弱，並使胸腺重量和胸腺激素水平下降。銅過量也會影響人體免疫力的活性。當銅缺乏或過量時，抗氧化酶系統的活性就會降低，從而促使過氧亞硝酸鹽的生成，並引起細胞結構和細胞功能的變化，致使細胞功能受損，人體免疫力降低。

2. 銅與癌症的關係

銅與癌症的關係目前尚無充分的證據。但我們從銅對自由基的影響上可以看出銅在預防癌症中有著一定的作用。銅中含有的一種低分子量、非酶性蛋白質是自由基的有效清除劑。而銅缺乏時，可激發自由基的反應，造成 DNA 結構受損、功能紊亂，誘導細胞突變。

3. 人體對銅的需要量

不同年齡段的人對銅的需要量也不同。根據世界衛生組織的推薦，0～6 個月的嬰兒每天需要 0.13～0.2 毫克，6 個月～10 歲的兒童每天需要 0.08～0.12 毫克，10 歲以上的兒童和成人每天需要 0.03～0.06 毫克。孕婦對於銅的攝取應加倍。同時世界衛生組織建議，成人銅攝取量的上限為每天 2～3 毫克。

4. 銅的食物來源

富含銅的食物有海米、蟹肉、龍蝦、核桃、黑胡椒、小茴香、葵花子、黑芝麻、芝麻醬、鮮蘑、紅茶、花茶、西瓜子、花生米、蠶豆、青豆、黃豆、芸豆、毛豆、綠豆、紫菜、麵筋、山楂、燕麥片、栗子、堅果、小麥胚芽等；另外，在杏脯、酸棗、番茄醬、梅脯、海參、魚、花生、花生醬、黃油、麵包、香蕉、蛋、豬肉、牛肉、禽肉等中含量也較豐富。

九、硒

硒是一種在人體內含量較少卻又極穩定的重要微量元素。它廣泛存在於人體所有的組織器官中，在肝、胰、心、脾及指甲中含量較多，脂肪組織中濃度較低。

1. 硒可增強人體的免疫力

硒能夠促進淋巴細胞產生抗體，提升或維持血液中免疫球蛋白的水平，從而增強機體的免疫力；硒還可以增強淋巴細胞轉化和遲發性反應，促進細胞的吞噬能力。

缺硒時淋巴細胞對抗原的刺激性反應就會降低，致使細胞的殺菌力下降；硒對體內的有害物質有拮抗的作用，從而可以保護機體組織免受有害物質的侵害。

2. 硒與癌症的關係

硒的防癌抗癌作用，已經得到證實。其作用機理主要體現在：

① 抑制致癌物質對細胞的致突變作用，防止癌細胞的生長及其 DNA、RNA 和蛋白質的合成；

② 干擾致癌物質的代謝，硒由催化某種酶的活性，對致癌物質代謝轉化為具有致癌作用的中間物質的能力進行削弱，從而抑制了細胞癌變；

③ 硒是許多抗氧化酶的活性成分，具有抗氧化的作用，其中的活性成分 GSH-Px 和 PHG-Px 可以阻斷自由基反應及其反應產生的有毒物質，對機體起到保護的作用；

④ 硒能抑制致癌物質的活動並具有解毒的作用。硒是谷胱甘肽過氧化酶的重要成分之一，而谷胱甘肽過氧化酶可以催化過氧化物還原，並破壞一些致癌物質在體內的反應，從而有效抑制腫瘤細胞的生長。

3. 人體對硒的需要量

由於飲食習慣和水土條件的不同，硒的攝取量差別較大。目前，對於人體需要量也沒有統一的標準。中國營養學會制定的硒的供應量為：1 歲以內的嬰幼兒每天需要 15

微克（1 微克＝1×10^{-6} 克），1～3 歲的兒童每天需要 20 微克，4～6 歲兒童每天需要 40 微克，5 歲至成人每天需要 50 微克。世界衛生組織建議，膳食中每天硒的供應量範圍為 50～250 微克。

4. 硒的食物來源

富含硒的食物首先是動物內臟、海米、海參、魷魚、龍蝦、帶魚等水產品，蘑菇、金針菇、黃油、豆油、芝麻、大蒜、淡菜、小麥胚、豬肉、羊肉等；其次為小茴香、冬菇、大米、燕麥、啤酒、橘汁、胡蘿蔔、奶類、桃酥等。

十、碘

碘是人體必需的重要的微量元素，主要由甲狀腺激素發揮其生理功能。人體中約有 66%的碘存在於甲狀腺內，其餘的存在於唾液腺、胃腺、乳腺、肌肉、腎臟等組織器官中。

1. 碘與人體免疫力的關係

碘對人體免疫力的影響主要是由對甲狀腺激素的影響來實現的。甲狀腺素可以促進機體內糖和脂肪的代謝，並參與到蛋白質的合成中，調節蛋白質的合成和分解，調節維生素、水和鹽的代謝；甲狀腺激素可刺激細胞的氧化過程，促進生物氧化和氧化磷酸化，對能量的代謝進行調整。甲狀腺激素可以活化 100 多種酶，從而促進生物氧化和物質代謝。甲狀腺激素由這一系列的作用維護機體功能的正常運行，防止機體功能異常。

2. 碘與癌症的關係

眾所周知，人體缺碘會導致甲狀腺腫大。據美國埃斯金博士的調查研究，缺碘與癌症之間有著特殊的關係。他發現美國五大湖區既是缺碘的「甲狀腺腫區」，也是乳腺癌死亡率最高的地區。而日本人因海產品吃得多，乳腺癌的發生率也較低。但又有調查發現，日本、冰島、夏威夷等世界上碘攝取量極高的地區，甲狀腺癌的發生率也極高。所以，有觀點認為，甲狀腺癌發病率與碘攝取量有關。但也有人認為它們無關。另外，認為碘缺乏與子宮內膜癌和卵巢癌也有著一定的關係。

3. 人體對碘的需要量

碘缺乏是全球性的，在中國的山區、高山區及東北、西北、華北地區，都存在著不同程度的缺碘。中國營養學會建議 0～6 個月的嬰兒每天需碘量為 40 毫克，6 個月～1 歲的嬰兒每天需碘量 50 毫克，1～7 歲每天需碘量 70 毫克，7～13 歲每天需碘量 120 毫克，13 歲以後每天需碘量 150 毫克，妊娠期女性每天需碘量增至 175 毫克，哺乳期女性每天需碘量增至 200 毫克。

4. 碘的食物來源

碘主要存在於水、食鹽和食物中，在海帶、海參、紫菜、蛤、海蜇等海產品中含量極其豐富。

另外，在富含碘的土壤中生長的蔬菜及動物吃富含碘的食物後產生的乳製品和蛋類。

十一、鉬

鉬在人體的含量並不高，成人一般含有 5～9 毫克。分佈於人體所有的器官組織和體液中，其中一半以上蓄積在骨骼內，另外肝臟、腎臟中鉬的含量也很高。在指甲和頭髮中也含有極少量的鉬。當膳食中鉬的含量較高時，鉬還會在牙齒中蓄積。

1. 鉬與人體免疫力

鉬的生理功能主要由各種含鉬的酶來實現。這些酶與糖類、脂肪、蛋白質、含硫氨基酸、核酸及鐵蛋白的代謝有關，並對心肌有著保護作用。鉬就是由維護機體功能的正常運行來提升人體免疫力的。

2. 鉬與癌症的關係

目前已發現鉬與食道癌的發生有關。根據在南非所做的調查，飲水及植物中鉬的含量極低致使當地成為食道癌的高發區。中國河南省林縣也是食道癌的高發區，而這裏的土壤和植物中恰恰缺乏鉬。鉬對癌症的抑制作用，與其中的亞硝酸還原酶有關，它可以將亞硝酸還原為氨，防止亞硝胺的生成，所以，解除了患癌症的危險。

但河南省欒川縣在鉬礦的附近，卻因糧食及土壤中鉬的含量過多，而使該地區也成了食道癌的高發區，可見過量的鉬也可能誘發癌症。

3. 人體對鉬的需要量

人體對鉬的需求量並不是很多，中國營養學會制定的每天飲食中鉬的「安全和適宜的攝取量」參考指標為：0～6 個月的嬰兒每天需要 0.03～0.06 毫克，6 個月～1 歲的嬰兒每天需要 0.04～0.08 毫克，1～3 歲兒童每天需要 0.05～0.10 毫克，4～6 歲兒童每天需要 0.06～0.15 毫克，7～10 歲兒童每天需要 0.10～0.30 毫克，11 歲以上至成年人平均每天需要 0.15～0.50 毫克。

4. 鉬的食物來源

鉬無法由人工合成，只能由食物中獲取，而人體對鉬的需求量並不是很多，所以，一般的膳食即可滿足人體的需要，並不需要特別的補充。鉬的食物來源主要有動物內臟（肝、胰、腎）、肉類、葉類蔬菜、豆類、全穀類（如燕麥、大麥等）、麥胚、酵母等。

十二、增强免疫力的飲食原則

我們已經知道日常食用的食物中有的具有防癌抗癌的作用，有的卻又存在著致癌的危險。而且，如果攝取方法不當，即使是具有防癌抗癌作用的食物，也有可能導致癌症的發生。那麼，究竟怎樣攝取食物，才能將癌症拒之於體外呢？在這裏我們從主食的攝取、副食的攝取和調味品的攝取等三個方面入手，力求為讀者提供一個科學的飲食方法，防止癌症「從口而入」。

1. 主食的攝取與免疫力

所謂主食，指的是米類、豆類、麥類、穀類等食物。它們是人體獲得充足營養和足夠能量的根本保障，但主食的攝取必須注重精糧與雜糧的結合。精糧包括各種精製米，而雜糧則是指大麥、小麥、玉米、高粱、稗子、紅豆、黑豆、綠豆、花生、芝麻等。

在膳食中，我們應多食用雜糧，因為雜糧除含有人體所需的各種營養成分外，一般還含有較多的膳食纖維。而膳食纖維一方面可以刺激消化液的分泌，促進胃腸的蠕動，另一方面可以刺激胰島素的產生，從而可以降低體內血糖的含量，防止糖尿病、高膽固醇、冠心病、便秘等病症的發生。

在緊張的生活節奏中，「細嚼慢嚥」對於現代人來說，已經變成了一種奢望。但不可否認，咀嚼確實是一種可以提高機體免疫力的方式。

在咀嚼時，可產生大量的唾液，唾液中含有的溶菌酶及其他抗菌因數，可以防止空氣或水分中含有的多種細菌進入並存留於口腔內。咀嚼還會對大腦產生刺激作用，促使腦部分泌出一些可以增強細胞活性的激素，從而可以治療各種疾病。

另外，咀嚼可以促進面部的肌肉活動，從而對局部的血液循環起到一定的促進作用。據專家稱，一口食物在口內咀嚼 20～30 次較為理想。

2. 副食的攝取與免疫力

在量的攝取方面，副食的攝取不應多於主食。因為，主食才是為我們日常生活和工作所需的能量的主要來源。

在副食攝取時，應注重營養的均衡性，不能因個人喜好，而出現嗜食某類食物，而不食其他食物。否則會造成營養的不平衡，嚴重影響機體器官功能的正常發揮，並可能進而引起各種疾病。

在搭配方面，應減少高脂肪類食物的攝取，多選用魚類、核果類和豆類製品。魚類，尤其是深海魚類，一般富含ω－脂肪酸，可以提升機體的免疫力，降低炎症反應，並能抑制腫瘤的發生和轉移。核果類中則含有豐富的植物蛋白質、維生素 E、不飽和脂肪酸、纖維素、多酚類等物質，可以預防結腸癌的發生。黃豆製品中的異黃酮，可以抑制癌細胞的血管增生，從而降低乳腺癌、子宮內膜癌、卵巢癌、前列腺癌的發生率。

根類蔬菜中，胡蘿蔔、蘿蔔、山芋、南瓜、蓮藕等一般具有防癌抗癌的作用；葉莖類以大蔥、洋蔥、紫蘇、韭菜、油菜等為佳；海藻類中海帶、海苔等含有豐富的礦物質，具有淨化血液的作用，可以促進消化、增進食慾。

3. 調味品的攝取與免疫力

調味品，主要指的是食用油、食用鹽、醬油和醋，它們為我們每日飲食增味、增色不少。可是如果調味品攝取不足或過量，或攝取的方法不當，則可使人體免疫力下降，從而引起各種疾病，甚至引發癌症。

在食用油方面，應多選用含有不飽和脂肪酸的油，如芥花油、橄欖油、芝麻油、苦茶油、大豆油等，而儘量避免食用含有飽和脂肪酸的油，如豬油、牛油、椰子油等。

在飲食中，食鹽的功用主要表現在三個方面：一是使食物有鹹味，進而增進其他味道，如甜味；二是消除異味，如腥味等；三是消滅會使食物變質的菌類生物。食鹽攝取過量，可以致使人體血壓升高，也是誘發癌症的一大因素。

關於醬油的致癌作用，我們在第一章已介紹過，此處不再重複。

醋具有促進食物消化、減輕疲勞的作用，對身體頗有裨益。但如果醋的攝取過多，就會降低機體的免疫力，從而可引起身體的怕冷反應。

小叮嚀

不可小覷的早餐

不吃早餐是現代人普遍存在的一個問題。早餐的重要性，在繁忙的工作、緊張的生活和不良的生活習慣面前，已被嚴重忽視。

經過一夜的消化、吸收，到了早晨，人體內血糖含量已經很低，此時一頓營養豐富的早餐，可以及時為機體提供營養、補充血糖。如果不吃早餐，血糖含量過低，可引起疲乏、嗜睡、精力不足、記憶力減退等。不吃早餐，還會對脾胃造成傷害，易引起潰瘍。

第九章
防癌抗癌食療方

根據歐洲癌症前景的調查顯示，在歐洲有 1 / 3 的癌症可能是由於飲食不當引起的，20%的肺癌、90%的腸癌可以由改變飲食習慣而改善。這雖然是歐洲的調查資料，卻可以說明一個道理：飲食在防治癌症中起著極其重要的作用。中醫強調「藥食同源」，提倡根據中醫理論指導、利用食物中含有的營養成分和性味功能的合理配伍來達到防治疾病的目的。

本章針對比較常見的十大癌症（依次為胃癌、肝癌、肺癌、食道癌、腸癌、白血病、宮頸癌、鼻咽癌、乳腺癌、胰腺癌），介紹一些具有防癌抗癌作用的食療方。

一、胃癌食療方

1. 海帶燒鯽魚湯

【組成】鯽魚 1 條，海帶 20 克，植物油 20 毫升，料酒 15 毫升，奶湯 10 毫升，麻油（香油）5 毫升，生薑、大蔥各 5 克，精鹽、味精各 1 克。

【製作】將鯽魚剖洗乾淨，背部劃上十字花刀；生薑切末、大蔥切段、海帶切絲；鍋內油熱後，放入鯽魚，待兩面魚皮煎硬後，取出魚、瀝油；然後將蔥段、薑末入鍋略炒，之後加入奶湯、料酒，放入海帶絲煮；湯沸後，下入鯽魚、加入精鹽，熬煮至湯濃，調入麻油、味精，出鍋即可。

【功效】健脾補胃、解毒利濕。

【主治】可用於治療胃癌，以及脾虛痰濕、胃脘脹痛、食慾不振、反胃嘔吐、吞嚥困難等症狀。

【食方解讀】海帶性寒、味鹹，有軟堅化痰、瀉熱利水等功能，海帶中含有多種氨基酸，並富含碘，其所含的多糖和褐藻酸鈉鹽可促進機體巨噬細胞的吞噬功能和體液免疫的功能，可預防多種癌症；鯽魚性溫、味甘，有健脾益氣、清熱解毒、利尿消腫的功效，對體質虛弱、消化不良、食慾不振等症狀有不錯的治療效果。本方集二者之功效，可以起到解毒化濕、滋補脾胃的功效。

2. 大蒜炒豬肚

【組成】豬肚 1 個，大蒜 100 克，植物油 20 毫升，料酒 10 毫升，麻油 5 毫升，濕澱粉 10 克，胡椒粉 3 克，大蔥、生薑各 5 克，精鹽 2 克，味精 1 克。

【製作】將大蒜切成片狀；大蔥切段、生薑切絲；將豬肚洗淨入鍋，加入花椒、蔥段、薑絲同煮，熟後，撈出切成絲狀；油鍋內加油燒熱，先煸炒蔥段、薑絲至出香味，放入豬肚絲稍炒，再加入料酒、大蒜片、精鹽、味精，略炒幾下，以濕澱粉勾芡、調入麻油即可。

【功效】溫中和胃、解毒健脾。

【主治】可用於治療虛寒性胃癌、胃痛，並對體質虛弱、食慾不振者有極好的療效。

【食方解讀】大蒜性溫、味辛，有行氣溫胃、消腫解毒的功效，其中的大蒜素和大蒜多為等物質可以阻斷致癌物質亞硝胺的合成，抑制癌細胞的生成和增殖，並能增強細胞的吞噬功能；豬肚性溫、味甘，有補虛、健脾、養胃的功效，其中所含的胃膜素等活性物質，可有效保護胃黏膜。本食療方集二者之功效，可以起到很好的溫中補胃、健脾解毒的功用。

3. 金針菇炒花椰菜

【組成】金針菇 20 克，花椰菜 200 克，雞湯 100 毫升，植物油 15 毫升，麻油 5 毫升，澱粉 10 克，生薑、大蔥各 3 克，精鹽 2 克，味精 1 克。

【製作】將金針菇在水中泡發；將花椰菜切成小塊，以開水焯透，撈出、瀝乾水分；生薑切絲，大蔥切段；鍋內加油燒熱後，放入薑絲、蔥段煸香，再放入雞湯、精鹽，燒開後再將花椰菜和金針菇倒入鍋內，以小火煨，待入味後，澱粉勾芡、淋入麻油、加入味精，翻炒均勻，出鍋即可。

【功效】補虛益氣、健脾養胃。

【主治】可用於治療胃癌及體質虛弱者。

【食方解讀】金針菇性寒、味甘，具有補虛益氣的功效，含有人體所必需的 8 種氨基酸，並富含蛋白質、維生素、胡蘿蔔素等，它含有的多糖類物質可以促進抗體的產生，增強人體的免疫力；多糖類物質與鹼性蛋白質、黏多糖等一起可以抑制腫瘤細胞的生長，適用於各種早、中期癌症的治療。花椰菜性涼、味甘，有補虛益氣、健脾養胃的功效，它所含的吲哚類物質可以分解和抑制苯並芘等致癌物質誘發肺、胃部癌變的作用，所含的硫代蘿蔔素可促進對人體細胞起保護作用的酶的產生，有效抵禦各種抗癌物質。二者共同作用，不但能起到補虛益氣、補脾健胃的功效，還是防癌抗癌的良方。

4. 山藥薏米羹

【組成】薏米 100 克，山藥 50 克，紅糖 10 克。

【製作】將山藥搗碎，與薏米一起放入鍋內煮至熟爛，然後調入紅糖，即可食用。

【功效】調中養胃、滋陰健脾。

【主治】可用來防治胃癌和子宮癌，並可治療肺癰、腸癰、水腫、喘急等症。

【食方解讀】山藥性平、味甘，具有健脾補肺、益精固腎的作用，可用於治療脾、腎、肺虛弱引起的多種症狀；薏米性涼、味甘，具有健脾化濕的作用，可用於治療脾胃虛弱、食慾不振、風濕痹痛等症，並可抑制癌細胞的生長及其對機體的損害作用，對胃癌和子宮癌有很好的防治效果。山藥與薏米配合食用，可補脾健胃、滋陰化濕。

5. 猴頭菇蘆筍湯

【組成】蘆筍 200 克，猴頭菇 30 克，黃酒 15 毫升，精鹽、味精各 1 克。

【製作】將猴頭菇在水中泡發、洗淨、切成片狀；將蘆筍洗淨、切成片狀，與泡發好的猴頭菇片一起放入鍋內，加清水煮沸；然後加入黃酒、精鹽、味精調味，出鍋即可。

【功效】滋陰潤燥、健脾和胃。

【主治】可用於治療胃脘脹痛、食慾不振、吞嚥困難等胃癌症狀，並可用於食道癌、子宮癌、腸癌等的預防和治療。

【食方解讀】猴頭菇性平、味甘，有健脾養胃、化痰利濕的功效，其所含的多糖成分具有免疫調節的作用，能增強巨噬細胞的吞噬能力，提升機體的免疫力，並可用於治療胃癌、食道癌等消化道惡性腫瘤；蘆筍性平、味甘、苦，具有健脾益氣、滋陰潤燥、生津解毒的作用，並富含維生素、蛋白質、葉酸、核酸等物質，具有抑制癌細胞生長和擴散的功效。二者配合食用，可起到滋陰潤燥、健脾和胃的作用，並可防治胃癌、腸癌、食道癌等。

6. 乳鴿燜棗米飯

【組成】大米 300 克，乳鴿 1 隻，紅棗 20 枚，香菇 2 個，白糖 10 克，黃酒 15 毫升，植物油 20 毫升，生薑 5 克，精鹽 2 克，味精 1 克。

【製作】將大米淘洗乾淨，放入鍋中蒸煮；將植物油加熱後備用；生薑切片；將乳鴿剖洗乾淨，切成塊狀放入碗內，以黃酒、熟植物油、白糖調汁醃漬；把紅棗、香菇、薑片一起放入鴿肉碗中拌勻，待米飯水將乾時，以鴿肉、紅棗等鋪於米飯之上，然後以小火燜煮至熟即可。

【功效】滋補肝腎、益氣養血。

【主治】主要用於胃癌手術後的調養，並可用於食道癌、子宮癌的輔助治療。

【食方解讀】鴿肉性平、味甘、鹹，能養血益氣、補肝養腎、祛風解毒，可用於腦力勞動者和神經衰弱者的食療食補；紅棗性溫、味甘，有補中益氣、養血安神的功效，富含維生素，尤其是維生素E的含量高居百果之首。

紅棗中所含的三萜類化合物是有效的抗癌成分，其所含的豐富的環磷酸腺苷可調節細胞的繁殖，促使異常細胞正常化；大米性平、味甘，有健脾養胃、補中益氣的功效，並含有豐富的蛋白質和維生素、有機酸等營養成分；香菇性平、味甘，可養胃健脾、滋肝補腎，它還可以增強機體的免疫力或促進干擾素誘導劑從而抑制腫瘤生長，在抑制胃癌細胞的增殖方面效果顯著。

本方集各種食物的作用於一體，既能起到良好的滋補肝腎、益氣養血的功效，也有一定的防癌抗癌的作用。

7. 芪歸煲母雞

【組成】黃芪50克，當歸20克，母雞1隻，料酒20毫升，大蔥、生薑各5克，胡椒粉3克，精鹽2克。

【製作】將母雞剖洗乾淨；黃芪、當歸切片，大蔥切段、生薑切絲，然後將四物一起放入雞腹內（雞腹朝上），並加入料酒、精鹽、胡椒粉，上籠蒸約2個小時，出籠即可。

【功效】溫中益氣、填精養血。

【主治】可用於胃脘脹痛、噁心嘔吐等胃癌症狀，並可用作面色枯黃、精神不佳、形體消瘦及病後體弱者的滋補食品。

【食方解讀】黃芪性溫、味甘，可利尿消腫、益氣排毒，有增強機體免疫力、防止細胞氧化、抵抗癌症的作用；當歸性溫、味甘，可補血活血，能夠促進血紅蛋白和紅細胞的生成，刺激胃腸的蠕動；母雞肉性溫、味甘，有溫中益氣、填精補髓的功效，滋補價值極高。黃芪、當歸與母雞肉一起食用，可更好地發揮它們溫中益氣、填精養血的功效。

8. 藥歸燉鴨湯

【組成】鴨 1 隻，山藥、當歸各 30 克，醬油 10 毫升，白糖 10 克，生薑、大蔥各 5 克，精鹽 2 克，味精 1 克

【製作】將鴨剖洗乾淨；大蔥切段、生薑切絲；山藥、當歸以紗布包好放入鴨腹內（鴨腹朝上），加入清水和蔥段、薑絲、精鹽，以大火煮沸，然後改以小火煨燉至熟爛，加入味精即可食用。

【功效】活血解毒、健脾和胃。

【主治】主要用於胃癌發熱者及體質虛弱、消化不良、胃脘脹痛等症狀。

【食方解讀】鴨肉性涼、味甘鹹，具有滋陰護胃、利水消腫的功效，含有豐富的蛋白質和 B 群維生素、煙酸、核黃素等物質；山藥性平、味甘，可健脾養胃、補肺益腎，能夠改善血液循環、提升機體免疫力，其汁液可促進干擾素生成和增加 T 細胞數量，抑制癌細胞的增殖，有抗癌的作用；當歸性溫、味甘，可補血活血，能夠促進血紅

蛋白和紅細胞的生成，刺激胃腸的蠕動。

本方集三者的功效於一體，可起到健脾和胃、活血解毒的功效，並能抑制癌症的發生。

9. 奇異果紅茶

【組成】奇異果 1 個，紅棗 5 枚，紅茶 3 克。

【製作】將洗淨的奇異果切碎，與紅棗一起放入水中，煎沸 15 分鐘；然後以沸煎水沖泡紅茶，即可飲用。

【功效】健脾開胃、解毒抗癌。

【主治】適用於胃癌、食道癌和鼻咽癌的治療及其放療、化療後滋補，高血壓、冠心病和便秘等患者亦可經常食用。

【食方解讀】獼猴桃性寒、味甘、酸，有滋陰潤燥、生津利尿的功效。獼猴桃中含有豐富的維生素和多種氨基酸，其中的維生素 C 可阻斷 N- 亞硝基化合物的合成，並能促進干擾素的產生，增強機體的免疫力。

其所含的多糖成分，可增強巨噬細胞的吞噬功能，有效抑制癌症的發生；紅茶含茶多酚，多酚氧化酶活性強，可阻斷 N- 亞硝基化合物的合成，並能提高機體的細胞免疫功能；紅棗性溫、味甘，有補中益氣、養血安神的功效，富含維生素，紅棗中所含的三萜類化合物是有效的抗癌成分，其所含的豐富的環磷酸腺苷可調節細胞的繁殖，促使異常細胞正常化。

本方齊集三者的功效，能有效抑制癌症的發生，並可用於癌症治療後的食補。

10. 菱薏綠茶

【組成】菱角 100 克，生薏米 50 克，綠茶 5 克。

【製作】將菱角洗淨，連殼切開，與生薏米一起放入鍋中，加水煎煮，待煎沸 30 分鐘，取沸煎水沖泡綠茶，即可飲用。

【功效】健脾利濕、解毒抗癌。

【主治】主要用於胃癌和子宮癌的防治，並可治療食慾不振、脾胃虛弱等症。

【食方解讀】綠茶所含有的茶氨酸、兒茶素可改善血液循環，其中的兒茶素可以抑制自由基的活性，起到防癌的作用；菱角生者性涼、熟者性平、味甘，生菱角可清熱止渴、除煩消暑，熟菱角有健脾益氣、解毒抗癌的功效；薏米性涼、味甘，具有健脾化濕的作用，可用於治療脾胃虛弱、食慾不振、風濕痹痛等症，並能夠抑制癌細胞的生長及其對機體的損害，可用於防治胃癌和子宮癌。

本茶方集三者功效於一體，可更好地起到健脾利濕、防癌抗癌的作用。

二、肝癌食療方

11. 鱉甲清燉肉鴿

【組成】肉鴿 1 隻，鱉甲 50 克，料酒 15 毫升，精鹽、胡椒粉各 2 克，味精 1 克。

【製作】將肉鴿剖洗乾淨；鱉甲洗淨，搗碎，放入鴿腹內（鴿腹朝上）；然後將鴿放入砂鍋內，隔水以大火燉至鴿肉熟透，加入料酒、精鹽、味精、胡椒粉等諸調料，拌勻即可。

【功效】滋陰生津、清熱解毒。

【主治】多用於伴有低熱、乏力、消瘦等症狀的肝癌患者，並可作老年人和身體虛弱者的滋補食品。

【食方解讀】鴿肉性平、味鹹，具有滋補肝腎、益氣養血、祛風解毒的功效，可延緩細胞衰老、促進血液循環，滋補價值極高，對用腦過度引起的神經衰弱有顯著的療效；鱉甲含有豐富的蛋白質及核黃素、煙酸、維生素A等多種營養成分，能抑制肝脾結締組織增生，可治療肝脾腫大及肝炎諸症，並可以促進血液循環，抑制腫瘤細胞的生長，提高機體的免疫力。鱉甲燉肉鴿，能起到極好的滋陰生津、清熱解毒的功效。

12. 粉絲涼拌胡蘿蔔

【組成】胡蘿蔔200克，粉絲250克，香醋15毫升，醬油5毫升，麻油10毫升，大蒜3瓣，白糖5克，胡椒粉3克，精鹽2克，味精1克。

【製作】將胡蘿蔔洗淨、切成細絲，拌入精鹽、搓軟；粉絲於熱水中泡軟，切成段；將大蒜搗碎，拌入白糖、香醋、醬油、麻油、胡椒粉、味精，調勻，倒入胡蘿蔔絲和粉絲中，伴勻即可。

【功效】清熱解毒、補血健脾。

【主治】可用於肝癌的治療，並適用於食慾不振、消化不良、胸脇脹滿等患者。

【食方解讀】胡蘿蔔性平、味甘，具有健脾消積、下氣定喘的功效，可用於身體虛弱、食慾不振、消化不良、胃脘脹滿等症。胡蘿蔔中含有豐富的胡蘿蔔素可抑制化學物質和放射線的致癌作用，增強放療和化療的效果，提升機體的免疫力，其所含的木質素、維生素C和葉酸，也有著預防癌症的作用；大蒜性溫、味辛，有行氣溫胃、消積解毒的作用，可治療脘腹冷痛、食慾不振、消化不良及泄瀉、痢疾諸症，大蒜中含有的大蒜素和大蒜多為可以阻斷亞硝胺的合成，抑制癌細胞的增殖，其所含有的豐富的硒也是有效的抗癌物質；粉絲多為綠豆製品，含有豐富的蛋白質和碳水化合物及胡蘿蔔素、煙酸、核黃素等營養成分，有清熱祛暑、解毒利濕的功效。

13. 黑豆燉泥鰍

【組成】泥鰍250克，黑豆100克，瘦肉100克，料酒15毫升，醬油5毫升，精鹽2克，味精1克。

【製作】將泥鰍剖洗乾淨，剁段；瘦肉切成細絲；將黑豆與泥鰍、瘦肉一起放入鍋內，加清水燉煮，待鍋內食物爛熟後，調入料酒、醬油、精鹽和味精，即可食用。

【功效】溫中健脾、滋陰祛濕。

【主治】治療肝癌有口乾納呆或伴有黃疸者效果顯著，並可治療煩熱、盜汗、水腫、眩暈等症。

【食方解讀】黑豆性溫、味甘，有滋陰潤燥、補腎除濕的功效，可用於治療陰虛煩熱、眩暈盜汗、水腫、黃疸浮腫等症狀；泥鰍性平、味甘，有補中益氣、暖脾溫胃、解毒利尿的功效，它含有豐富的蛋白質及胡蘿蔔素、維生

素 B_1、維生素 B_2、煙酸等物質，可以防止人體血管和細胞的衰老，適宜於脾胃虛寒、體弱多病者食用。

14. 文蛤炒豆腐

【組成】豆腐塊 200 克，文蛤肉 150 克，黑木耳 30 克，瘦肉 50 克，豬油 50 克，生薑、蔥花各 3 克，精鹽 2 克，味精 1 克。

【製作】以水泡發黑木耳，待用；炒鍋內放入 25 克豬油，大火燒熱，將豆腐塊推入鍋內，待其兩面焦黃，盛出、裝入盤中；再將剩餘的豬油放入炒鍋內，待油熱，投入蛤肉和瘦肉，加入黑木耳，放入薑絲、蔥段，調入醬油、精鹽、味精，翻炒均勻後，盛出，將其倒入盛豆腐塊的盤中，即可食用。

【功效】清熱解毒、除黃利水、防癌抗癌。

【主治】主要用於肝癌有黃疸者及肝癌腹水型患者。

【食方解讀】文蛤性寒、味鹹，有滋陰明目、軟堅化痰的功效，文蛤中含有的蛤素可抑制艾氏瘤腹水型和肝癌腹水型，文蛤的提取液可抑制肝癌實體型；黑木耳性平、味甘，有益氣養血、健胃解毒的功效，黑木耳中含有的多糖體有一定的抗癌活性，它既可以由提高人體的免疫力來達到抗癌的目的，也可以直接抑制和破壞癌細胞的作用，具有極強的抗癌功效；豆腐性涼、味甘，可清熱解毒、生津潤燥、和中益氣，豆腐中含有多種可以抑制癌細胞生長的物質。所以，本方具有清熱解毒、除黃利水、防癌抗癌的作用。

15. 蘿蔔茶葉燉牛肉

【組成】牛肉500克，白蘿蔔250克，烏龍茶10克，醬油5毫升，蔥段5克，生薑絲3克，精鹽2克，味精1克。

【製作】以沸水泡茶，茶湯備用；將牛肉放入鍋內，加入醬油、薑絲、蔥段、精鹽、味精，以大火燉至熟爛，再加入烏龍茶湯燒煮，片刻即可。

【功效】滋養脾胃、補益氣血。

【主治】可用於治療肝癌及氣滯泄瀉、消渴乏力、虛弱貧血諸症。

【食方解讀】牛肉性平、味甘、苦，有補中益氣、健脾養胃的功效，並可提升機體免疫力，促進組織損傷的修復，可用於治療中氣不足、乏力泄瀉及氣血虧虛諸症；白蘿蔔性涼、味甘、辛，有消積化痰、下氣解毒的功效，可用於治療食積脹滿、消渴、痢疾、小便不利等症。蘿蔔中含有的豐富的維生素C和維生素A，對細胞間質可起到保護作用，從而可以抑制癌細胞的生長，其所含的糖化酵素和木質素也是有效的防癌抗癌成分；烏龍茶中的兒茶素和大量的酚類抗氧化劑可阻斷亞硝基化合物的合成，防止細胞癌變，可抑制癌症的發生。

16. 茯苓雞肝湯

【組成】茯苓20克，雞肝50克，澱粉10克，鮮湯150毫升，植物油25毫升，生薑、大蔥各5克，精鹽、胡椒粉各1克，味精1克。

【製作】將茯苓研成粉；生薑切絲、大蔥切段；將雞肝切成碎片；在澱粉、茯苓粉中加鹽、水，拌入薑絲、蔥段，攪和成漿糊狀、拌勻；將炒鍋內加入植物油，燒至七成熱，滑炒雞肝，然後加入鮮湯，調入胡椒粉、味精，攪勻即可。

【功效】健脾養胃、補肝利水。

【主治】主要用於治療肝癌晚期及氣血虧損、體乏無力、少食懶言、尿少便溏、浮腫等症。

【食方解讀】茯苓性平、味甘，有健脾安神、利水祛濕的功效；雞肝性微溫、味甘，有補肝益腎、養血明目的作用，它含有豐富的蛋白質、少量脂肪、碳水化合物及大量的維生素 A、核黃素、煙酸、膽鹼等，營養價值頗高。本方集二者功效於一體，具有健脾養胃、補肝利水的作用。

17. 香菇粳米粥

【組成】粳米 100 克，香菇 50 克，豬肝 30 克，植物油 15 毫升，料酒 10 毫升，生薑、大蔥各 5 克，精鹽 1 克，味精 0.5 克。

【製作】將豬肝洗淨，切成片狀；大蔥切段、生薑切絲；鍋內加入植物油燒至七成熱，下入香菇、豬肝煸炒，然後加入蔥段、薑絲，調入料酒、精鹽、味精，煸炒至出香味；粳米加水熬煮，待米爛粥稠，加入炒好的香菇、豬肝，拌勻即可食用。

【功效】養血益氣、健脾補肝。

【主治】可用於治療肝癌及氣血不足、腹脹呃逆等症。

【食方解讀】粳米性涼、味甘，有補中益氣、健脾養胃、滋陰生津的功效，並含有豐富的蛋白質和維生素、有機酸等營養成分；香菇性平、味甘，有健脾養胃、滋肝補腎的功能，它可以增強機體的免疫力，從而能抑制腫瘤的生長；豬肝性平、味苦，有補肝養血的功效，可治療血虛萎黃。本方集各種食物的作用於一體，能起到良好的滋補肝脾、益氣養血的功效。

18. 胡蘿蔔糯米粥

【組成】糯米 100 克，胡蘿蔔 60 克，雞肝 30 克，植物油 10 毫升，麻油 5 毫升，香菜 5 克、精鹽、味精各 1 克。

【製作】將胡蘿蔔切絲、雞肝切片；炒鍋內加入植物油，待油熱，下入胡蘿蔔絲、雞肝片熱炒；糯米加水煮熟爛後，放入香菜，調入精鹽、味精、麻油，攪拌均勻，再下入炒好的胡蘿蔔絲、雞肝片，略煮即可食用。

【功效】滋補五臟、消積解鬱。

【主治】可用於治療肝癌、肝氣鬱結及脾胃虛弱症，並適用於食少、氣滯、胸悶、腹脹者。

【食方解讀】胡蘿蔔性涼、味甘、辛，有消積化痰、下氣解毒的功效，可用於治療食積脹滿、消渴、痢疾、小便不利等症。胡蘿蔔中含有的豐富的維生素 C 和維生素 A 對細胞間質起到保護作用，從而可以抑制癌細胞的生長，其所含的豐富的胡蘿蔔素和糖化酵素、木質素也有抑制癌症生長的作用；雞肝性微溫、味甘，有補肝益腎、養血明目的作用，它含有豐富的蛋白質、少量脂肪、碳水化合物、大量的維生素A、核黃素、煙酸、膽鹼等，具有極高的營養價值。糯米性溫、味甘，有補中益氣、滋補脾胃的功效，含有多種機體必需的營養成分。

19. 蚌肉糙米粥

【組成】糙米100克，海帶60克，蚌肉50克，料酒15毫升，麻油5毫升，精鹽、味精各1克。

【製作】將河蚌撒上鹽、洗淨，然後將蚌肉從殼中取出，待用；將糙米洗淨、海帶切碎，將二者一起放入壓力鍋內，以大火烹煮至出汁；在鍋內加入精鹽、料酒，放入蚌肉，調入麻油、味精，一起煮至粥稀爛，即可食用。

【功效】滋陰清熱、軟堅化濕。

【主治】可用於治療肝癌和脇肋脹痛不適，並可治療消渴、煩熱、血崩、帶下等症。

【食方解讀】蚌肉性寒、味甘、鹹，有滋陰明目、清熱解毒的功效，可抑制細胞的有絲分裂，並對輻射造成的損傷有修復的作用；糙米含有的維生素C和維生素E都有抑制癌症的作用，同時它還含有具有抗癌作用的穀固醇，並含有能促進癌細胞轉變為正常細胞的物質；海帶性寒、味鹹，有軟堅化痰、瀉熱利水等功能，海帶中含有多種氨基酸，並富含碘，其所含的多糖可促進機體巨噬細胞的吞噬功能和體液免疫的功能，可預防多種癌症。這幾種食物的功效配合起來，可起到滋陰清熱、軟堅化濕的作用。

20. 玫瑰茉莉茶

【組成】玫瑰花瓣10克，茉莉花5克。

【製作】將玫瑰花瓣和茉莉花共同置於水杯中，以沸水沖泡，取沖泡的汁液飲用即可。

【功效】理氣解鬱、活血化瘀。

【主治】可用於肝癌的治療。

【食方解讀】玫瑰花性溫、味甘、微苦，有舒肝理氣、活血解鬱的功效，可用於肝胃不和引起的胃脘脹痛等；茉莉花性溫、味甘、辛，可理氣解鬱、和中辟穢、消炎解毒。此二者配合食用，可起到理氣解鬱、活血化瘀的功效。

三、肺癌食療方

21. 什錦米飯

【組成】粳米 250 克，小銀魚 100 克，豆豉 50 克，雞蛋 1 個，黃瓜、胡蘿蔔各 1 條，植物油 15 毫升，蔥花 3 克，精鹽 2 克，味精 1 克。

【製作】將洗淨的黃瓜切段，洗淨的胡蘿蔔切塊，以精鹽和味精各 1 克醃拌；將雞蛋打爛，加入 1 克精鹽調勻；炒鍋內加油燒熱，爆炒蔥花至出香味，倒入蛋汁，鍋加蓋 5 分鐘，然後翻面烘煎，烘煎好後將蛋餅取出，備用；將豆豉拍扁，與銀魚一起放入油鍋中快炒；將粳米加水煮至熟爛，然後拌入烹製好的蛋、魚、黃瓜、胡蘿蔔等，食用即可。

【功效】清熱解毒、滋陰利濕。

【主治】可用於肺癌伴有胸水者，並可用於陰虛體弱、陰血不足、肺胃陰傷等症的輔助治療。

【食方解讀】銀魚性平、味甘，有滋陰補腎、益肺健胃、利水補虛的功效，可用於治療營養不良和消化不良、腹脹水腫等症；雞蛋性平、味甘，有滋陰潤燥、養血和胃的功效，可用於治療陰虛體弱、陰血不足、肺胃陰傷等症，雞蛋中含有抗癌物質，可抑制癌細胞的增殖；黃瓜性涼、味甘，有清熱解毒、生津止渴、利尿消腫的功效，其所含的維生素 C 有抗腫瘤的作用；豆豉性平、味甘，有健脾潤燥、利水祛濕的功效；胡蘿蔔性涼、味甘、辛，有消積化痰、下氣解毒的功效，其所含的豐富的胡蘿蔔素和糖化酵素、木質素可抑制癌症的生長，含有的豐富的維生素 C 和維生素 A 對細胞間質起到保護作用，對癌細胞的生長起到抑制作用。

22. 絲瓜牡蠣湯

【組成】絲瓜 500 克，牡蠣 50 克，澱粉 20 克，生薑、大蔥各 5 克，植物油 20 毫升，胡椒粉、精鹽各 2 克，味精 1 克。

【製作】將絲瓜去皮、洗淨，切成片；生薑切絲、大蔥切段；牡蠣洗淨，以沸水略燙即撈出；鍋內加入植物油，放入蔥段、薑絲爆炒至出香味，然後下入絲瓜片，略炒，並加水，以中火燒至七成熟時，加入牡蠣，調入胡椒粉、精鹽、味精，然後勾芡，即可食用。

【功效】清熱解毒、化痰涼血。

【主治】可用於治療肺癌淋巴結轉移。

【食方解讀】絲瓜性涼、味甘，有清熱化痰、涼血解毒的功效；牡蠣性平、味甘、鹹，有斂陰潛陽、化痰軟堅的功效，可用於治療煩熱失眠、自汗盜汗、心神不寧等症。絲瓜與牡蠣配合食用，可清熱解毒、化痰涼血，對各種熱病有著不錯的療效。

23. 香菇燉豬肺

【組成】豬肺 250 克，豬瘦肉、香菇各 100 克，銀耳 10 克，料酒 15 毫升，醬油 10 毫升，麻油 5 毫升，生薑片、蔥段各 5 克，精鹽、味精各 1 克。

【製作】將豬肺、豬瘦肉洗淨，切成片；將香菇、銀耳洗淨，與豬肺、豬瘦肉一起放入鍋內，以大火煮沸，然後加入醬油、料酒、生薑片、蔥段、精鹽，以文火燉至肉爛、入味，調入味精、麻油，拌勻即可。

【功效】滋陰潤肺、生津止咳。

【主治】可用於治療肺腎陰虧、陰虛內熱症狀的肺癌，並可治療口乾咽燥、乾咳和咳痰帶血、氣短潮熱、心煩失眠等症。

【食方解讀】豬肺性平、味甘，有補肺之功效，可用於治療肺虛、久咳、痰喘、咯血諸症；豬肉性平、味甘，可滋補肝腎，補益氣血；香菇性平、味甘，有健脾養胃、滋肝補腎的功能，它可以增強機體的免疫力，從而能抑制腫瘤的生長；銀耳性平、味甘，有滋陰潤肺、養胃生津的功效，主要用於治療陰虛咽乾、痰中帶血、口舌乾燥等症，銀耳中含有豐富的蛋白質和鈣、磷，及少量的硫胺素、核黃素、多種酶、銀耳多糖、植物角質等有益成分。其中的多糖可以提高機體的免疫力，從而達到抑制腫瘤細胞生長的作用。

本食療方集各食物功效於一體，能起到滋陰潤肺、生津止咳的功效，並可防治相關病因所致的癌症。

24. 參地燉老鴨

【組成】黨參、熟地黃各 15 克，杏仁 10 克，老鴨 1 隻，料酒 15 毫升，醬油 10 毫升，麻油 5 毫升，精鹽 1 克。

【製作】將杏仁去皮；黨參、熟地黃洗淨；老鴨剖洗乾淨，剁成塊狀；將所有原料放入鍋內，並加入適量清水、調入料酒、精鹽、醬油，以大火燒沸，再改以小火燉煮 2～3 個小時，待鴨肉熟爛、入味，再調入麻油即可食用。

【功效】滋陰養血、化痰潤肺。

【主治】可用於治療體弱肺燥、痰熱內結等症狀的肺癌，並可治療咳嗽胸痛、聲微氣短、痰黃濃稠諸症。

【食方解讀】杏仁性溫、味苦，有潤肺止渴、潤腸通便的功效，富含蛋白質、脂肪、糖類、維生素和無機鹽類、微量元素等，適宜於癌症患者及放療、化療者，可治療咳嗽、便秘；黨參性平、味甘，有補肺養血、補中益氣的功效；熟地黃性微溫、味甘，有滋陰補血、益精填髓的功效，並具有抗氧化的功能，可提升機體的免疫力；鴨肉性涼、味甘鹹，具有滋陰清熱、利水消腫的功效，適用於咳嗽少痰、咽喉乾燥、水腫、便秘等症。鴨肉中含有豐富的蛋白質和 B 群維生素、煙酸、核黃素等物質，可提升機體的免疫力，抑制癌細胞的生長。

25. 百合兔肉羹

【組成】兔肉 250 克，百合 50 克，田七 10 克，料酒 15 毫升，精鹽 1 克。

【製作】將百合、田七、兔肉分別洗淨；然後田七切片，兔肉切絲，百合撕片；將這三種食物一起放入鍋內，加入適量清水，以大火煮沸後，改以小火燉熟，並加入料酒和精鹽調味，即可食用。

【功效】清熱解毒、滋陰潤肺。

【主治】主要用於放療期間痰中帶血的肺癌患者，亦可用於消渴乏力、營養不良等症的治療。

【食方解讀】兔肉性涼、味甘，有滋陰益氣、涼血解毒的功效，主要用於治療脾虛氣弱、營養不良、消渴、乏力等症；百合性平、味甘、微苦，可滋陰潤肺、清熱止渴，適用於肺熱咳嗽、痰黃黏稠或肺燥乾咳無痰、少痰等症；田七性平、味甘、微苦，有散瘀消腫、止血定痛的功效，它可用於治療咯血、咳血、便血、崩漏等症，這是由於其所含的黃酮類化合物可擴張冠狀動脈、改善心肌供血、增加血管彈性。兔肉與百合、田七一起食用，可起到清熱解毒、滋陰潤肺的功效。

26. 杏仁蟲草老鴨湯

【組成】老鴨 1 隻，冬蟲夏草 20 克，杏仁 10 克，高湯 50 毫升，料酒 15 毫升，醬油、麻油各 5 毫升，大蔥、生薑各 5 克，精鹽 2 克，味精 1 克。

【製作】先以溫水將冬蟲夏草洗兩遍，然後以適量清水泡脹、撈出；將老鴨剖洗乾淨、杏仁以開水浸泡約 15 分鐘，然後去皮；將冬蟲夏草、杏仁、老鴨一起放入鍋內，加入蔥、薑、高湯和泡冬蟲夏草的水，調入料酒、醬油、精鹽，以大火燒沸，再改以小火煨燉至熟爛，調入味精、淋上麻油，拌勻即可。

【功效】補肺益腎、止咳祛痰。

【主治】可用於治療肺癌及咳嗽咳痰、自汗盜汗、腰膝酸軟等症。

【食方解讀】杏仁性溫、味苦，有潤肺止渴、潤腸通便的功效，富含蛋白質、脂肪、糖類、維生素和無機鹽類、微量元素等，可治療咳嗽、便秘，並適用於癌症患者及放療、化療者；鴨肉性涼、味甘、鹹，具有滋陰清熱、利水消腫的功效，適用於咳嗽少痰、咽喉乾燥、水腫、便秘等症。鴨肉中含有豐富的蛋白質和 B 群維生素、煙酸、核黃素等物質，可提升機體的免疫力，抑制腫瘤細胞的生長；冬蟲夏草性溫、味甘，有補腎益肺、止血化痰的功效，為平補肺腎之佳品、多用於治療久咳虛喘、勞嗽痰血。本食療方有補肺益腎、止咳祛痰的功效。

27. 桂圓枇杷粥

【組成】枇杷、桂圓、冰糖各 30 克，粳米 100 克。

【製作】將枇杷沖洗乾淨，以刀切開，去核去皮後放入沸水中略焯，然後撈出、放入涼開水中；將桂圓放入溫開水中稍泡，然後撈出、放入碗中；將鍋內加適量清水，下入粳米，放入冰糖，大火燒煮。待冰糖溶化，下入枇杷肉和桂圓肉煮開，起鍋即可。

【功效】清熱潤肺、化痰止咳。

【主治】可用於肺癌熱性咳嗽的治療，亦可治療咳吐黃色濃痰或咳血、咽喉腫痛、口乾煩渴等症狀。

【食方解讀】枇杷性涼、味甘、酸，有潤肺止咳、清熱下氣的功效，可用於治療咳嗽吐血、煩渴呃逆等症；桂圓性溫、味甘，可養血健脾、寧心安神，滋補價值極高，且桂圓肉中含有抑制癌細胞生長的成分。本食療方有清熱潤肺、化痰止咳的功效。

28. 杏仁小豆粥

【組成】甜杏仁 20 克，苦杏仁 6 克，紅豆 30 克，銀耳 15 克，糯米 100 克，冰糖 30 克。

【製作】將杏仁以開水浸泡 15 分鐘，然後去皮；銀耳以水泡發，洗淨，然後上籠蒸 1 個小時；將紅豆下入鍋內，加水煮至酥爛；然後加入糯米，繼續煮至米熟，下入銀耳和冰糖，再煮至粥熟米爛，即可。

【功效】滋陰潤肺、清熱解毒、生津祛痰。

【主治】可用於肺癌患者的日常飲食。

【食方解讀】杏仁性溫、味苦，甜杏仁有潤肺止渴、潤腸的功效，苦杏仁有平喘止咳、潤腸通便的功效。杏仁中富含蛋白質、脂肪、糖類、維生素和無機鹽類、微量元素等，可治療咳嗽、便秘，並適用於癌症患者及放療、化療者；紅豆性平、味甘、微酸，有利水除濕、消腫解毒的功效，可用於治療水腫、濕熱黃疸等症；銀耳性平、味甘，有滋陰潤肺、養胃生津的功效，主要用於治療陰虛咽乾、痰中帶血、口舌乾燥等症，銀耳中含有豐富的蛋白質和鈣、磷及少量的硫胺素、核黃素、多種酶、銀耳多糖、植物角質等有益成分。其中的多糖可以提高機體的免疫力，有抑制腫瘤細胞生長的作用。

29. 蜂蜜蘿蔔茶

【組成】白蘿蔔 100 克，茶葉 6 克，蜂蜜 30 毫升。

【製作】將白蘿蔔洗淨，切塊，然後放入鍋內加水煮至爛，調入蜂蜜，拌勻待用；將茶葉以開水沖泡，在沖好的茶水中加入蜂蜜蘿蔔，拌勻即可飲用。

【功效】下氣消食、清熱化痰。

【主治】可用於治療肺癌和咳嗽多痰、消化不良等症。

【食方解讀】白蘿蔔性涼、味甘、辛，有消食下氣、化痰解毒的功效，可用於治療食積脹滿、消渴、痢疾、小便不利等症。蘿蔔中含有的豐富的維生素 C 和維生素 A 可以抑制癌細胞的生長，其所含的糖化激素和木質素也是防癌抗癌的有效成分；茶葉中的兒茶素和茶多酚可阻斷亞硝基化合物的合成，防止細胞癌變，從而可以抑制癌症的發生；蜂蜜能起到延緩腫瘤生長和抑制腫瘤轉移的作用，因而具有一定的抗癌的作用。所以，本茶方可用來治療咳嗽多痰、消化不良及伴有相關症狀的肺癌。

30. 銀花甘草茶

【組成】金銀花 15 克，甘草 6 克，綠茶 5 克。

【製作】將金銀花、甘草以水煎沸 10 分鐘，然後以煎沸的水沖泡綠茶，即可飲用。

【功效】清熱解毒、疏風祛痰。

【主治】主要用於治療肺癌及咽喉乾燥、腫痛、咳嗽多痰等症。

【食方解讀】金銀花性涼、味甘，有清熱解毒、疏散風熱的功效，有較強的抗細菌、病毒感染的能力；甘草性平、味甘，有補脾益氣、清熱解毒、祛痰止咳的功效，可用於治療脾胃虛弱、咽喉腫痛、咳嗽多痰等症；綠茶中含有茶氨酸、兒茶素，可改善血液循環，所含的茶多酚和兒茶素可以抑制自由基的活性，有防癌的作用。

四、食道癌食療方

31. 鵝血燒豆腐

【組成】新鮮鵝血 500 克，新鮮大蒜苗 200 克，豆腐 100 克，上湯 50 毫升，植物油 30 毫升，料酒 15 毫升，精鹽 2 克，味精 1 克。

【製作】大蒜苗洗淨、切段；豆腐切塊；炒鍋內加油，燒至六成熱時，下入蒜苗段煸香，然後放入鵝血、豆腐塊，煎炒 3～4 分鐘，調入料酒、精鹽煸炒幾下，再倒入上湯，燜燒 10 分鐘左右，放入味精，拌勻即可。

【功效】清熱解毒、健胃行氣。

【主治】可用於治療食道癌和噎膈反胃等症。

【食方解讀】大蒜苗性溫、味辛，有寬胸理氣、補虛調中的功效，其所含的辣素可阻斷亞硝胺致癌物質的合成，因此有抗癌的作用；鵝血性平、味鹹，有解毒的功效，主要用於治療噎膈反胃，鵝血中含有的一種免疫抗原物質可以使癌細胞核發生質的改變，並能激發人體的抗癌免疫因子，從而發揮到很好的抗癌的作用；豆腐中含有豐富的蛋白質和人體必需的 8 種氨基酸及碳水化合物、維生素和多種礦物質，其所含的植物雌激素，可增強血管內皮細胞的抗氧化能力，有抑制癌症的作用。

鵝血燒豆腐，再加上大蒜苗的作用，可清熱解毒、健胃行氣，並能有效防治食道癌。

32. 薺菜末燒猴頭菇

【組成】新鮮猴頭菇 250 克，薺菜 100 克，鮮湯 100 毫升，澱粉 20 克，植物油 15 毫升，醬油、麻油各 5 毫升，大蔥、生薑各 3 克，精鹽 2 克，味精 1 克。

【製作】將猴頭菇洗淨、切成片；將薺菜於沸水中略焯一下，撈出、瀝水後，切成末；炒鍋內加入植物油，待油熱下入蔥、薑煸香，然後注入鮮湯、下入猴頭菇，加入醬油、精鹽，燜燒 5 分鐘，再投入薺菜末，勾芡、調入麻油、味精，拌勻即可。

【功效】健脾開胃、啟膈消食。

【主治】主要用於治療食道癌伴有梗阻症狀。

【食方解讀】猴頭菇性平、味甘，有健脾養胃、化痰利濕的功效，其所含的多糖成分具有免疫調節的作用，能增強巨噬細胞的吞噬能力，提升機體的免疫力，可用於治療胃癌、食道癌等消化道惡性腫瘤；薺菜性平、味甘，有健脾利水、止血明目的功效，薺菜中含有豐富的蛋白質、胡蘿蔔素和維生素 C，具有較強的抗癌功效。本方可以起到健脾開胃、啟膈消食的功效，可用於治療伴有梗阻症狀的食道癌。

33. 香菇豆腐

【組成】豆腐 500 克，香菇、豬肉末各 100 克，植物油 20 毫升，鮮湯 100 毫升，醬油 5 毫升，濕澱粉 15 克，生薑、蔥花各 5 克，精鹽 2 克，味精 1 克。

【製作】將豆腐切塊；將香菇洗淨、切片，然後與生薑、蔥花一起下入油鍋（加入約 10 毫升植物油）爆炒，至出香味，盛出，備用；鍋內再次加入植物油（約 10 毫升），待油熱，下入肉末；待肉末炒至七分熟，再下入豆腐，略微翻炒幾下，倒入鮮湯。然後將炒好的香菇均勻地灑在肉末豆腐上，並以濕澱粉勾芡。

【功效】清熱祛火、養胃健脾。

【主治】可用於治療伴有虛熱症狀的食道癌。

【食方解讀】香菇性平、味甘，可養胃健脾、滋肝補腎，它還可以增強機體的免疫力或促進干擾素誘導劑從而抑制腫瘤生長，在抑制胃癌細胞的增殖方面效果顯著；豆腐性涼、味甘，可清熱解毒、生津潤燥、和中益氣，豆腐中含有多種可以抑制癌細胞生長的物質。

本方香菇與豆腐共同作用，有清熱祛火、養胃健脾的功效，可治療伴有虛熱症狀的食道癌。

34. 萵苣雞肉湯

【組成】雞脯肉 100 克，萵苣 50 克，核桃仁 20 克，鮮湯 200 毫升，蛋清 1 個，澱粉 20 克，精鹽 2 克，味精 1

克。

【製作】將萵苣去皮、葉，洗淨，切片；將雞脯肉洗淨、切片；雞肉片中拌入蛋清、精鹽、澱粉，拌勻後，將雞肉片放入沸水中，沸後撈出；萵苣片與核桃仁在沸水中汆過，與雞肉片一起放入湯碗中；將鮮湯燒開，澆入盛有烹製好的雞肉片、萵苣片和核桃仁的湯碗中，調入味精即可。

【功效】清熱升膈、滋補五臟。

【主治】可用於治療伴有梗阻症狀及虛弱症狀的食道癌。

【食方解讀】萵苣性涼、味甘、苦，有清熱涼血、利尿通乳的功效。萵苣中含有的酶可以分解食物中的亞硝胺，因此可以防止癌細胞的生成；雞肉性溫、味甘，有溫中益氣、填精補髓的功效，滋補價值極高；核桃性溫、味甘，有溫肺定喘、潤腸通便的功效，核桃仁中含有豐富的蛋白質、碳水化合物、脂肪、鈣、磷、維生素 E 及少量的核黃素、胡蘿蔔素等有益成分，為滋補佳品。

35. 杏仁蒸銀耳

【組成】銀耳 50 克，甜杏仁 20 克，苦杏仁 6 克，桂圓肉 10 克，冰糖 30 克。

【製作】溫水泡發銀耳，先上籠蒸 1 個小時；將杏仁以開水浸泡 15 分鐘，去皮；然後洗淨桂圓肉，與杏仁一起上籠再蒸 1 個小時。然後加入冰糖水，再蒸 15 分鐘即可。

【功效】滋陰潤燥、養血益氣。

【主治】適用於食道癌氣陰兩虛型及咳嗽、體虛者。

【食方解讀】杏仁性溫、味苦，甜杏仁有潤肺止渴、潤腸的功效，苦杏仁有平喘止咳、潤腸通便的功效。杏仁中富含蛋白質、脂肪、糖類、維生素和無機鹽類、微量元素等，適用於癌症患者及放療、化療者；銀耳性平、味甘，有滋陰潤肺、養胃生津的功效，主要用於治療陰虛咽乾、痰中帶血、口舌乾燥等症，銀耳中含有的多糖可以提高機體的免疫力，從而達到抑制腫瘤細胞生長的作用；桂圓性溫、味甘，可養血健脾、寧心安神，滋補價值極高，且桂圓肉中含有抑制癌細胞生長的成分。

本方集各種藥物、食物的功效於一體，可滋陰潤燥、養血益氣，並有較強的抗癌作用。

36. 靈芝燉豬肉

【組成】靈芝 10 克，豬瘦肉 150 克。

【製作】將靈芝洗淨、晾乾後，研成末；將豬瘦肉洗淨、剁成肉末；將鍋內加入植物油，油熱，煸香蔥花、生薑，加入豬肉末翻炒，然後下入靈芝末，調入醬油、精鹽，並加入適量的清水，大火燉煮熟即可。

【功效】補血益氣、養心健脾。

【主治】適用於食道癌的治療，也可用作放療、化療後身體虛弱、食少懶言者的滋補食品。

【食方解讀】靈芝性平、味甘，有補氣安神、定喘止咳的功效，可用於治療咳喘痰多、心神不寧及虛勞氣短、煩躁口乾等症，靈芝中含有的多糖可調節人體的免疫力、抗氧化，並能抑制癌細胞的生長；豬肉性平、味甘，可滋補肝腎，補益氣血。靈芝燉豬肉，可起到補血益氣、養心健脾的功效。

37. 鵝血韭菜飲

【組成】新鮮鵝血 20 毫升，新鮮韭菜 250 克，黃酒 30 毫升。

【製作】將新鮮的韭菜洗淨，以開水浸泡後，搗爛絞汁，備用；將新鮮的鵝血趁熱兌入絞好的韭菜汁。可邊攪勻邊飲，並以黃酒沖服。

【功效】健脾和胃、活血化瘀。

【主治】可用於治療食道癌以及噎膈反胃、氣滯、咳痰等症。

【食方解讀】鵝血性平、味鹹，有解毒的功效，主要用於治療噎膈反胃，鵝血中含有的免疫抗原物質可以使癌細胞核發生質的改變，並能激發人體的抗癌免疫因子，從而發揮良好的抗癌的作用；韭菜性溫、味辛，有補肝健胃、行氣理血的功效，可治療噎膈反胃、氣血瘀阻等症。韭菜具有較強的防癌抗癌的作用，這是由於韭菜中含有的一種物質可以阻斷致癌活性物質的形成，並且韭菜中含有的揮發性酶能夠啟動巨噬細胞，可預防癌症的復發。韭菜與鵝血配合食用，可健脾和胃、活血化瘀。

38. 牛奶粳米粥

【組成】新鮮牛奶 100 毫升，粳米 100 克，白糖 20 克。

【製作】將粳米下入鍋內，加水煮粥；待粥煮至半熟時，撇去米湯，在鍋內加入牛奶煮至粥熟，加入白糖。

【功效】補虛益氣、滋陰生津。

【主治】可用於治療伴有營養不良、氣血不足症狀的食道癌。

【食方解讀】牛奶性平、味甘，有補虛益損、補肺健胃、生津潤腸的功效，可治療虛弱勞損、噎膈反胃、消渴便秘等症；粳米性涼、味甘，有補中益氣、健脾養胃、滋陰生津的功效，並含有豐富的蛋白質和維生素、有機酸等營養成分。本方有補虛益氣、滋陰生津的功效。

39. 三味紅棗茶

【組成】人參 3 克，天門冬 5 克，乾地黃 12 克，紅棗 5 枚。

【製作】將前三味藥物研磨成粗末，裝入紗布製成的藥袋，連同紅棗置於杯內，加適量沸水沖泡，蓋蓋悶 15 分鐘左右即可代茶頻繁飲用。

【功效】益氣滋陰，潤肺補腎，防癌抗癌。

【主治】適用於食道癌、胃癌、鼻咽癌放療、化療後的滋補。

【食方解讀】人參為補氣要藥，其性微溫味甘、微苦。現代研究表明，人參能強壯身體、延緩衰老，提高人體抵抗力。天門冬性寒味甘、苦，歸肺、腎二經，能夠滋陰潤肺、祛火潤燥。藥理實驗證明，天門冬所含的氨基酸、糖類能夠為人體補充營養，強壯身體。經常服用天門冬還能夠延緩衰老，防治癌症、鎮咳、利尿。乾地黃也稱生地黃，此藥能夠清熱涼血、生津滋陰，對癌症放、化療後的體質恢復，有較好療效。紅棗性溫、味甘，有補中益氣、養血安神的功效，富含維生素，紅棗中所含的三萜類化合物是有效的抗癌成分，其所含豐富的環磷酸腺苷可調節細胞的繁殖，促使異常細胞正常化。

40. 山楂烏梅茶

【組成】山楂 20 克，烏梅 10 枚，綠茶 5 克。

【製作】將山楂搗碎，與烏梅、綠茶一起放入砂鍋，加水煎煮 20 分鐘，然後濾渣取汁，即可飲用。

【功效】生津消食、防癌抗癌。

【主治】主要用於防治食道癌及各種消化不良症狀。

【食方解讀】烏梅性平、味酸、澀，有生津止渴、斂肺止咳的功效，可用於治療肺虛久咳、虛熱消渴等症；山楂性微溫、味甘、酸，可行氣化瘀、消食化積，山楂中含有的脂肪酸可促進脂肪的消化，增加胃消化酶的分泌，有助於消化。山楂具有抗氧化的作用，能清除自由基，同時它可以顯著增強體液免疫和細胞免疫的功能。山楂中含有的多酚類化合物可以阻斷體內亞硝胺的合成，從而達到抗癌的作用；綠茶所含有的茶氨酸、兒茶素可改善血液循環，其中的兒茶素可以抑制自由基的活性，起到防癌的作用。所以本茶方可以起到生津消食、防癌抗癌的功效。

五、腸癌食療方

41. 白蘿蔔湯

【組成】白蘿蔔 250 克，白糖 20 克，精鹽 1 克。

【製作】將白蘿蔔去皮後洗淨、切塊；然後放入鍋內，加入適量的清水、調入精鹽、白糖，以大火燒沸；然後改以文火燜煮 1 個小時，即可出鍋。寒性病人宜趁熱吃，而熱性病人宜於涼後吃。

【功效】消脹下氣、解毒抗癌。

【主治】可用於治療食積脹滿、消渴等症及大腸癌脹氣不通者。

【食方解讀】白蘿蔔性涼、味甘、辛，有消積化痰、下氣解毒的功效，可用於治療食積脹滿、消渴、小便不利等症。蘿蔔中含有的豐富的維生素 C 和維生素 A 可保護細胞間質，從而可以抑制癌細胞的生長。蘿蔔中含有的糖化酵素和木質素也具有防癌抗癌的作用。因此，本湯雖然做法簡單，功用卻不簡單，有消脹下氣、解毒抗癌功效。

42. 蘑菇榨菜湯

【組成】蘑菇 100 克，榨菜、肉筋各 50 克，料酒 15 毫升，麻油 5 毫升，精鹽、味精各 1 克。

【製作】將蘑菇洗淨，與榨菜、肉筋一起下入沸水中，調入料酒、精鹽，稍煮，待水再次沸，加入味精、調入麻油，倒入盆中即可。適宜熱飲。

【功效】宣腸益氣、化血散熱、解毒抗癌。

【主治】可用於治療伴有食慾不振、不耐油膩等症狀的腸癌及嘔吐泄瀉等症。

【食方解讀】蘑菇性涼、味甘，有開胃理氣、化痰解毒、止吐止瀉的功效，可用於治療熱病後飲食不香、胃腸不適及嘔吐泄瀉等症。蘑菇中含有多種具有抗癌作用的物質，它可以透過提升機體免疫力、增強 T 淋巴細胞的監視、殺傷作用對抗癌細胞。

蘑菇中的類多糖化合物可防止癌細胞的轉移，非特異性植物血細胞凝集素也具有抗癌的作用。因此本湯有宣腸益氣、化血散熱、解毒抗癌的功效。

43. 紅豆煲母雞

【組成】母雞 1 隻，紅豆 100 克，料酒 20 毫升，醬油 5 毫升，胡椒粉、精鹽各 2 克，味精 1 克。

【製作】將母雞剖洗乾淨；然後將紅豆放入雞腹中（雞腹朝上），以竹簽將雞腹封牢。加入適量清水，並調入料酒、醬油、精鹽、胡椒粉、味精煲煮，煲熟即可食用。

【功效】補中益氣、利水消腫。

【主治】可用於治療腸癌熱毒便血、下肢浮腫等症。

【食方解讀】紅豆性平、味甘、微酸，有利水除濕、消腫解毒的功效，可用於治療水腫、濕熱等症；母雞肉性溫、味甘，有溫中益氣、填精補髓的功效，滋補價值極高。紅豆煲母雞，可以補中益氣、利水消腫。

44. 參果兔肉羹

【組成】兔肉 200 克，無花果 50 克，太子參 30 克，料酒 15 毫升，醬油 5 毫升，生薑、大蔥各 5 克，胡椒粉、精鹽、味精各 1 克。

【製作】將兔肉洗淨、斬塊；將無花果洗淨、切片；然後把太子參與兔肉塊、無花果片一起放入鍋內，加入適量的清水，放入生薑、大蔥、料酒、醬油、胡椒粉、精鹽、味精，以文火燉約 1～2 個小時，至肉爛味入，即可食用。

【功效】養血益氣、清腸解毒。

【主治】可用於治療脾胃虛弱、熱毒鬱結的腸癌，及神疲氣弱、食慾不振、腹部不適、泄瀉痢疾等症。

【食方解讀】太子參性平、味甘、微苦，可補益中氣、滋陰生津，可用於治療脾胃虛弱、胃陰不足引起的倦怠少食、口乾舌燥等症，太子參中含有太子參皂甙 A。亞油酸、磷脂、氨基酸及微量元素等，可以促進免疫細胞的功能，並有抗病毒的作用；無花果性平、味甘，有健胃潤腸、利水消食的功效，可用於治療脾胃虛弱、食慾不振。

無花果中含有多種維生素、17 種人體必需的氨基酸及大量的微量元素硒，有抑制並延緩癌症發展的作用；兔肉性涼、味甘，有滋陰益氣、涼血解毒的功效，主要用於治療脾虛氣弱、營養不良、消渴、乏力等症。本方集三者的功效，有較好的養血益氣、清腸解毒功效。

45. 三鮮燉豬腸

【組成】豬大腸 200 克，海參 60 克，山藥 30 克，黑木耳 15 克，料酒 20 毫升，醬油 5 毫升，生薑、大蔥各 5 克，胡椒粉、精鹽各 2 克，味精 1 克。

【製作】水發海參和黑木耳；將豬大腸洗淨，以開水稍燙後，切段；山藥洗淨、切段；將所有的原料一起放入鍋內，並加入適量的清水，放入生薑、大蔥、料酒、醬油、胡椒粉、精鹽、味精，以文火燉煮 1～2 個小時，即可食用。

【功效】滋陰養血、涼血止痢。

【主治】可治療屬陰血虧虛、熱傷腸絡的腸癌，並可用於下利膿血、腹部隱痛、口乾胃痛等症的治療。

【食方解讀】豬腸性微寒、味甘，有潤燥祛毒、潤腸通便的功效，可治療便血、血痢、咳嘔、噎膈、反胃諸症；海參性溫、味鹹，有養血益氣、除濕潤燥、通便利尿的功效，可用來治療腸燥便秘，海參含有的酸性黏多糖可增強機體的免疫力，活化機體內巨噬細胞的功能，並具有抗放射的能力；山藥性平、味甘，可健脾養胃、補肺益腎，其汁液可促進干擾素的生成和增加T細胞的數量，抑制癌細胞的增殖，有抗癌的作用；黑木耳性平、味甘，有益氣養血、健胃解毒的功效，黑木耳中含有的多糖體有抗癌活性，它既可以提高人體的免疫力，也可以抑制和破壞癌細胞的作用，具有極強的抗癌功效。

46. 雙子炒豬肝

【組成】女貞子、枸杞子各20克，豬肝200克，澱粉10克，植物油20毫升，黃酒15毫升，醬油5毫升，生薑、大蔥各5克，胡椒粉、精鹽各2克，味精1克。

【製作】將女貞子、枸杞子洗淨，裝入紗布包中，於鍋內煎煮，30分鐘後，去渣留汁，待用；將豬肝洗淨，下入鍋內，將藥汁倒入，煮1個小時，然後撈出豬肝、切成片；炒鍋內放入植物油，煸炒蔥、薑，下入豬肝，烹入黃酒、醬油、胡椒粉、精鹽、味精，以大火燒沸後，收汁、勾芡，即可。

【功效】補肝養腎、滋陰補虛。

【主治】可用於治療肝腎陰虛型腸癌。

【食方解讀】女貞子性平、味甘、苦，有滋補肝腎、烏髮明目的功效，適用於肝腎陰虛所致的眩暈耳鳴、腰膝酸軟、鬚髮早白、視力減退等症狀，女貞子可增強機體非特異性免疫功能，提升機體白細胞的數量；枸杞子性平、味甘，具有滋補肝腎、益精明目的功效，可以提升機體的免疫力，具有抗癌的作用。可用來治療肝腎虧損、腰膝酸軟、虛勞咳嗽等症；豬肝性平、味苦，有補肝養血的功效，豬肝中含有豐富的蛋白質、礦物質、微量元素及硫胺素、核黃素、煙酸等成分，可用於滋補血衰體虛者。

47. 胡蘿蔔粳米粥

【組成】胡蘿蔔 50 克，粳米 100 克。

【製作】胡蘿蔔洗淨、切成塊，放入鍋內煮 10 分鐘後，下入粳米同煮，待粥熟米爛，即可食用。

【功效】消食下氣、寬中止渴。

【主治】可用於腸癌的輔助治療。

【食方解讀】蘿蔔性平、味甘，具有健脾消積、下氣定喘的功效，可用於身體虛弱、食慾不振、消化不良、胃脘脹滿等症。胡蘿蔔中含有豐富的胡蘿蔔素可抑制化學物質和放射線的致癌作用，增強放療和化療的效果，提升機體的免疫力，其所含的木質素、維生素 C 和葉酸，也有著預防癌症的作用；粳米性涼、味甘，有補中益氣、健脾養胃、滋陰生津的功效。蘿蔔粳米粥能起到消食下氣、寬中止渴的功效。

48. 蒜米粥

【組成】大蒜 10 瓣，粳米 150 克。

【製作】將大蒜剝皮後，與粳米一起下入鍋內，加入適量的清水，共同煮至粥熟米爛，即可食用。

【功效】清熱化濕、解毒抗癌。

【主治】可用於治療濕熱型腸癌。

【食方解讀】大蒜性溫、味辛，有行氣溫胃、消腫解毒的功效，其中的大蒜素和大蒜多為等物質可以阻斷致癌物質亞硝胺的合成，抑制癌細胞的生成和增殖，並能增強細胞的吞噬功能；粳米性涼、味甘，有補中益氣、健脾養胃、滋陰生津的功效，並含有豐富的蛋白質和維生素、有機酸等營養成分。

蒜米粥能夠起到清熱化濕、解毒抗癌的功效。

49. 烏梅甘草茶

【組成】烏梅 20 克，甘草 5 克，綠茶 3 克。

【製作】將烏梅、甘草水煎沸 15 分鐘，然後以沸煎水沖泡綠茶，即可飲用。

【功效】生津消炎、解毒抗癌。

【主治】可用來治療直腸癌和便溏腹瀉。

【食方解讀】烏梅性平、味酸、澀，有生津止渴、斂肺止咳的功效，可用於治療肺虛久咳、虛熱消渴等症；甘草性平、味甘，有補脾益氣、清熱解毒、祛痰止咳的功效，可用於治療脾胃虛弱、咽喉腫痛、咳嗽多痰等症；綠茶中所含有的茶氨酸、兒茶素可以抑制自由基的活性，具有防癌的作用。本茶方集合三者的功效，可以起到生津消炎、解毒抗癌的功效。

50. 枯草貝母茶

【組成】夏枯草、川貝母各 10 克。

【製作】將夏枯草與川貝母一起放入砂鍋內，加水煎煮 20 分鐘，取其汁液，代茶飲用即可。

【功效】清熱瀉火、軟堅散結。

【主治】主要用於治療大腸癌。

【食方解讀】夏枯草性寒、味辛、苦，有清熱祛火、消腫散結的功效；川貝母性微寒、味甘、苦，有清熱解鬱、化痰散結、潤肺止咳的功效。夏枯草與川貝母配合食用，可以更好地發揮其清熱瀉火、軟堅散結的功效。

六、白血病食療方

51. 素拌絲瓜

【組成】新鮮絲瓜 2 條，麻油 10 毫升，醬 5 克，精鹽、味精各 1 克。

【製作】將絲瓜削皮，然後洗淨、切片；將絲瓜片放入盆中，拌入精鹽，醃 30 分鐘後，將鹽水瀝去；然後調入麻油、醬、味精，拌勻即可。

【功效】清熱化痰、涼血止血。

【主治】可用於治療白血病發熱出血、痰核結塊等症。

【食方解讀】絲瓜性涼、味甘，有清熱化痰、涼血解毒的功效。適用於熱病期間身熱煩渴之症及炎熱夏季的燥熱口乾。

52. 荸薺炒海蜇

【組成】海蜇 150 克，荸薺、豬里脊肉各 100 克，雞湯 50 毫升，料酒 20 毫升，醬油、麻油各 5 毫升，生薑、大蔥各 5 克，精鹽 2 克，味精 1 克。

【製作】將豬肉、海蜇洗淨，分別切絲；將荸薺切成薄片；把海蜇在沸水中略焯一下，然後撈出、瀝乾水分；炒鍋內加油，待油熱，煸炒蔥、薑至出香味，然後下入豬肉絲煸炒；等肉絲變色，調入料酒、醬油、精鹽、雞湯，調好口味，加入荸薺片、海蜇絲，翻炒幾下，調入味精、淋上麻油，即可食用。

【功效】清熱潤燥、滋陰化痰、軟堅消積。

【主治】可用於治療有肝脾腫大、肺熱咳嗽、痰黃咯血等症狀的慢性白血病。

【食方解讀】荸薺性溫、味甘，有清熱瀉火、滋陰化痰、消食化濕的功效，荸薺含有大量的蛋白質、鈣、磷、鐵、鋅及尼克酸等營養物質；海蜇性平、味鹹，具有清熱解毒、祛風除濕、化痰軟堅、消積潤腸的功效，可用來治療咳痰哮喘、大便燥結、關節風濕、高血壓等症；豬肉性平、味甘，可滋補肝腎，補益氣血。本方具有較好的清熱潤燥、滋陰化痰、軟堅消積的功效。

53. 胡蘿蔔棗骨湯

【組成】胡蘿蔔 300 克，排骨 200 克，紅棗 15 枚，料酒 15 毫升，精鹽 2 克，味精 1 克。

【製作】將排骨洗淨、拆件後，放入沸水中煮 5 分鐘，撈出、備用；胡蘿蔔洗淨，切成厚片；鍋內加入適量清水，以大火燒沸，然後加入胡蘿蔔、排骨和紅棗；以中火繼續燉煮約 2 個小時，然後以料酒、精鹽、味精調味。

【功效】健脾益胃、潤燥生津、養血抗癌。

【主治】可用於治療白血病伴有低熱盜汗、眼花目眩、口乾咽痛、內熱煩躁等症狀。

【食方解讀】排骨含有豐富的蛋白質、維生素等，含鈣量極高，有補腎、強筋、壯骨的作用；胡蘿蔔性涼、味甘、辛，有消積化痰、下氣解毒的功效，可用於治療食積脹滿、消渴、痢疾、小便不利等症。胡蘿蔔中含有的豐富的維生素 C、維生素 A 和糖化酵素、木質素都是有效的防癌抗癌成分，可以抑制癌細胞的生長；紅棗性溫、味甘，有補中益氣、養血安神的功效，富含維生素，紅棗中所含的三萜類化合物是有效的抗癌成分，環磷酸腺苷可調節細胞的繁殖，具有促使異常細胞正常化的功能。

本方集合以上三者的功效，可以起到健脾益胃、潤燥生津、養血抗癌的作用。

54. 蒜筍燒芋頭

【組成】芋頭 150 克，蘆筍 20 克，蒜苗 15 克，豆瓣 10 克，鮮湯 60 毫升，植物油 15 毫升，醬油 5 毫升，濕澱粉 20 克，精鹽 2 克，味精 1 克。

【製作】將芋頭洗淨、去皮，切成小塊；蒜苗洗淨、切成段；蘆筍洗淨切片；炒鍋內加入植物油，待油至五成熱，先下入芋頭煸炒幾下，然後下入豆瓣、蘆筍，煸炒至出香味，調入鮮湯、醬油、精鹽；待芋頭燒熟，再下入蒜苗，略燒，調入味精，並以濕澱粉勾芡，即可。

【功效】潤肺化痰、清熱解毒。

【主治】可用於治療白血病、淋巴腫大、腹腔結塊等病症。

【食方解讀】芋頭性平、味甘、辛，有調中補虛、開胃散結的功效，可用於治療中氣不足、腹中癖塊、腫毒等；蘆筍性平、味甘、苦，具有健脾益氣、滋陰潤燥、生津解毒的作用，並富含維生素、蛋白質、葉酸、核酸等物質，對癌細胞生長和擴散具有抑制的作用；蒜苗性溫、味辛，可補虛調中、寬胸理氣、通陽散結，蒜苗中含有的辣素可以阻斷致癌物質亞硝胺的合成，因而可以預防癌症的發生，適宜於感染性疾病患者和癌症患者食用。

本方集芋頭、蘆筍與蒜苗的功效，可起到潤肺化痰、清熱解毒的功效。

55. 桑白皮燉豬肺

【組成】豬肺 300 克，桑白皮 20 克，甜杏仁 10 克，冰糖 20 克。

【製作】將豬肺洗淨、切塊；甜杏仁、桑白條洗淨、裝入紗布包中；鍋內加入適量清水，放入紗布包，煎煮 30 分鐘，去紗布包留汁，待用；將肺塊下入砂鍋內，大火燒沸後，加入藥汁，改以小火熬煮，並下入冰糖，熬至熟爛，即可食用。

【功效】滋陰潤肺、祛痰止咳。

【主治】可用於治療白血病陰虛內熱證及面色無華、低熱盜汗、痰核結塊、吐衄便血等症。

【食方解讀】桑白皮性寒、味甘，有瀉肝平喘、利水消腫的功效，可治療肺熱咳喘、潮熱盜汗、水腫浮腫、脹滿喘急等症；豬肺性平、味甘，有補肺之功效，可用於治療肺虛、久咳、痰喘、咯血諸症；杏仁性溫、味苦，甜杏仁有潤肺止渴、潤腸的功效，杏仁中富含蛋白質、脂肪、糖類、維生素和無機鹽類、微量元素等，可治療咳嗽、便秘，並適用於癌症患者及放療、化療者。

56. 草芋老鴨湯

【組成】老鴨 1 隻，芋頭 250 克，夏枯草 30 克，植物油 15 毫升，黃酒、醬油各 10 毫升，白糖 15 克，生薑、蔥花各 5 克，精鹽 2 克，味精 1 克。

【製作】將芋頭洗淨、切塊；夏枯草洗淨、切段，放入鍋內，加入適量清水，以文火熬煮，然後取汁液，待用；將鴨剖洗乾淨，切塊，在油鍋內煸炒後，加入各種調料，繼續煮 5 分鐘，倒入藥汁、加入水，以中火燒至味入；待鴨肉四、五成熟時，下入芋頭，待芋頭燒至成熟即可。

【功效】滋陰清熱、消腫散結。

【主治】可用於治療伴有熱毒熾盛、高燒不退症狀的白血病。

【食方解讀】夏枯草性寒、味辛、苦，有清熱祛火、消腫散結的功效；鴨肉性涼、味甘、鹹，具有滋陰清熱、利水消腫的功效，適用於咳嗽少痰、咽喉乾燥、水腫、便秘等症。鴨肉中含有豐富的蛋白質和B群維生素、煙酸、核黃素等物質，可提升機體免疫力，抑制腫瘤細胞的生長；芋頭性平、味甘、辛，有調中補虛、開胃散結的功效，可用於治療中氣不足、腹中癖塊、腫毒等。

以上三者配合食用，可以更好地發揮其滋陰清熱、消腫散結的功效。

57. 薺菜粳米粥

【組成】新鮮薺菜、粳米各100克，白糖20克，食用油10毫升，精鹽1克。

【製作】將新鮮薺菜洗淨、切碎，然後榨汁、備用；將粳米洗淨放入鍋內，加入適量清水，大火燒沸；然後改以小火熬煮，待粥熟下入食用油、精鹽、白糖和薺菜汁，並繼續以小火熬煮，至米爛粥成，即可食用。

【功效】滋陰解毒、涼血止血。

【主治】主要用於治療白血病發熱引起的出血症。

【食方解讀】薺菜性平、味甘，有健脾利水、涼血止血的功效，薺菜中含有豐富的蛋白質、胡蘿蔔素和維生素C，具有較強的抗癌功效。另外，薺菜中含有的吲哚類化合物、芳香異硫氰酸等可以抑制癌細胞的生長，也具有防癌的作用；粳米性涼、味甘，有補中益氣、滋陰生津的功效，並含有豐富的蛋白質和維生素、有機酸等營養成分。

58. 五味清熱羹

【組成】生石膏30克，生地黃20克，肥知母、玄參、麥冬各15克，粳米150克，冰糖25克。

【製作】將生石膏搗成細粉，以中火煮15分鐘後，去渣留汁；將生地黃、肥知母、玄參、麥冬一起裝入紗布包中，熬煮取藥汁，待用；粳米放入鍋內，加入適量的清水，下入石膏汁和藥汁，熬煮至粥熟米爛，即可。

【功效】滋陰生津、清熱潤燥、止渴涼血。

【主治】可用於治療煩渴咳喘、發熱口乾、牙痛頭痛、胃痛便秘等症，也常用於治療伴有高熱、出汗、口渴、煩躁、出血等症狀的急性白血病。

【食方解讀】生石膏性寒、味甘、辛，有清熱瀉火、除煩止渴的功效，可用於治療肺胃實熱證、肺熱咳喘證、濕熱消渴等症；知母性寒、味甘、苦，有清熱祛火、生津潤燥的功效，可用於治療外感熱病、高熱煩渴、肺熱燥咳、盜汗心煩、內熱消渴、腸燥便秘等症；玄參性微寒、味甘、苦、鹹，有清熱祛火、滋陰潤燥、涼血解毒的功效，用於治療心煩口渴、舌降脈數、發斑發疹、津傷便秘、骨蒸勞嗽、目赤咽痛等；麥門冬性微寒、味甘、微苦，有滋陰生津、清心潤肺的功效，適用於舌乾口渴、胃脘疼痛、食慾不振、消渴便秘、乾咳少痰、音啞咽痛、失眠多夢、心煩心悸等症；生地黃性寒、味甘、苦，有滋陰生津、清熱涼血的功效，可用於治療熱入營血、壯熱煩渴、陰虛內熱、津傷口渴、內熱消渴等症。

59. 蘆薈蘋果汁

【組成】蘆薈葉1片（長約30公分），蘋果1個，蜂蜜30毫升。

【製作】將蘆薈、蘋果一起放入果汁榨汁機內，加入涼開水壓榨出汁，然後以蜂蜜調和汁液，即可飲用。

【功效】清熱解毒、潤腸通便。

【主治】可用於治療白血病熱結便秘之症。

【食方解讀】蘆薈性寒、味苦，有瀉下通便、潤肝清熱的功效，適用於熱結便秘、大便不通及肝火上炎、目赤腫痛者食用。蘆薈可以促進機體白細胞數量的升高，增強機體的免疫力，蘆薈的汁液中含有一種抗癌作用極強的物質，可以抑制癌症的發生；蘋果汁中含有豐富的維生素C，維生素C可以阻斷食物中致癌物質亞硝胺的合成作用，減少了體內致癌物質的形成。同時，維生素C還參與到膠原蛋白的合成中，對損壞的細胞間質進行修復和維護，防止惡性腫瘤的發生；蜂蜜能起到延緩腫瘤生長和抑制腫瘤轉移的作用，具有一定的抗癌的作用。

本方不但可以清熱解毒、潤腸通便，而且有較強的防癌抗癌的作用，對熱結便秘的白血病患者有較好的療效。

60. 草莓檸檬飲

【組成】草莓、檸檬各100克，白糖20克，涼開水100毫升。

【製作】將草莓、檸檬一起放入果汁榨汁機內，加入涼開水壓榨出汁，濾渣留汁；在壓榨好的果汁中拌入白糖、加入冰塊，即可飲用。

【功效】清熱生津、潤腸通便。

【主治】可用於治療白血病及口乾舌燥、便秘尿赤，並可用於維生素的補充。

【食方解讀】草莓性涼、味甘、酸，有潤肺生津、清熱涼血、和中益氣的功效，適用於肺燥乾咳、津少口渴、食慾不振、消化不良、氣血不足等。草莓中維生素 C 的含量極高，所含的胺類物質可以輔助治療白血病和再生障礙性貧血等血液疾病；檸檬性平、味酸，可生津止渴、清熱祛暑，適用於暑熱傷津、心煩口渴、嘔吐少食等症。檸檬中含有多種有機酸、維生素及鈣、磷、鐵等營養物質，它可以促進胃蛋白酶的分泌，增加胃腸蠕動，促進食物消化。

七、宮頸癌食療方

61. 薑絲炒黑木耳

【組成】黑木耳 150 克，薑絲 30 克，白糖 5 克，香醋 5 毫升，精鹽 2 克。

【製作】水發黑木耳後，洗淨、切絲；然後放入加油燒熱的鍋內，快炒幾下，加入薑絲翻炒，再下入白糖、香醋、精鹽，翻炒幾下、拌勻，出鍋即可。

【功效】潤燥利腸、涼血止血。

【主治】可用於治療宮頸癌合併感染、出血。

【食方解讀】黑木耳性平、味甘，有潤燥利腸、益氣養血、涼血止血的功效，適用於治療脾胃虛弱、氣血不足、吐血、便血、尿血、經血過多等症。黑木耳中含有的多糖體有抗癌的活性，它既可以提高人體的免疫力，也可以抑制和破壞癌細胞的作用，具有極強的抗癌功效；生薑性溫、味辛，有發汗散熱、溫中溫肺、止嘔止咳的功效。

62. 什錦糖醋蛋

【組成】鵪鶉蛋 20 個，洋蔥 50 克，胡蘿蔔、蘆筍各 100 克，香菇 50 克，植物油 20 毫升，湯料 150 毫升，香醋 20 毫升，料酒 15 毫升，麻油 5 毫升，番茄醬 20 克，砂糖 10 克，栗粉 10 克，精鹽、味精各 1 克。

【製作】將湯料、料酒、番茄醬、麻油、香醋、砂糖、栗粉、精鹽、味精依次放入碗中，調成料汁，備用；將鵪鶉蛋煮熟、去殼；將所有蔬菜洗淨、切成小塊；先將胡蘿蔔塊放入鍋內，加水煮至斷生；炒鍋內加油，待燒熱後，下入鵪鶉蛋和各種蔬菜，翻炒幾下，倒入料汁，略煮即可。

【功效】健脾益肺、補氣養血。

【主治】可用於治療宮頸癌長期反覆出血所致的貧血症。

【食方解讀】胡蘿蔔性平、味甘，具有健脾消積、下氣定喘的功效，可用於身體虛弱、食慾不振、消化不良、胃脘脹滿等症。其所含的豐富的胡蘿蔔素和木質素、維生素 C、葉酸等，可提升機體的免疫力，並有著預防癌症的作用；蘆筍性平、味甘、苦，具有健脾益氣、滋陰潤燥、生津解毒的作用，並富含維生素、蛋白質、葉酸、核酸等物質，具有抑制癌細胞生長和擴散的功效；香菇性平、味甘，有養胃健脾、滋肝補腎的功效，它可以抑制腫瘤生長；鵪鶉蛋性平、味甘，可以補益氣血，適用於營養不良、貧血、血管硬化、高血壓等症。

本方集多種食物的作用於一體，既能起到良好的健脾益肺、補氣養血的功效，並有防癌抗癌作用。

63. 涼拌萵苣絲

【組成】萵苣 250 克，生薑、大蔥各 5 克，醬油、麻油各 5 毫升，香醋 10 毫升，大蒜 5 瓣，精鹽 2 克，味精 1 克。

【製作】將生薑、大蔥、大蒜切成細末；將萵苣去皮、洗淨後，切成絲，下入沸水中略焯，撈出、瀝水；然後，在萵苣絲中調入精鹽、醬油、香醋、味精、麻油，拌勻即可。

【功效】清熱解毒、利濕散瘀。

【主治】可用於治療濕熱瘀毒型宮頸癌。

【食方解讀】萵苣性涼、味甘、苦，生食或涼拌有清熱涼血、生津利尿的功效，可治療小便赤熱短少、尿血等症，萵苣中含有一種可以分解亞硝胺的酶，能夠防止癌細胞的生長。

64. 首烏蒸雞

【組成】童子雞 1 隻，何首烏 30 克，黃瓜 100 克，生薑、大蔥各 5 克，雞湯 100 毫升，黃酒 20 毫升，麻油 6 毫升，精鹽 2 克，味精 1 克。

【製作】將雞剖洗乾淨，然後以食鹽拌黃酒塗在全雞身上；何首烏切片後，與生薑、大蔥一起放入雞腹內（雞腹朝上），加入雞湯，上籠蒸 40 分鐘取出，調入麻油、味精；然後在鍋內繼續煨煮；將黃瓜洗淨、切片，拌入精鹽，醃漬；至肉熟取出藥渣，將雞肉切塊放入盤中，並撒上醃漬的黃瓜片，即可食用。

【功效】養血益氣、滋肝補腎。

【主治】可用於治療肝腎陰虛型宮頸癌，症見手足心熱、夜寐不安、陰道不規則出血等。

【食方解讀】何首烏性微溫、味甘、苦、澀，有補益精血的功效，可治療精血虛虧、腰膝酸軟、腸燥便秘等症；雞肉性溫、味甘，有溫中益氣、填精補髓的功效，滋補價值極高。

本方將雞的營養價值與何首烏的藥用價值結合，可起到養血益氣、滋肝補腎的功效。

65. 糖醋青魚

【組成】青魚 1 條，山楂 50 克，紅花 3 克，植物油 500 毫升，麻油 30 毫升，香醋 15 毫升，澱粉 30 克，紅糖 20 克，蔥、薑各 3 克，精鹽 2 克，味精 1 克。

【製作】將山楂、紅花、紅糖煎汁，備用；青魚洗淨後，以適量澱粉抹勻，下入油鍋內，炸至魚身金黃色，撈出，裝入盤中；鍋內放入麻油，燒熱，下入煎汁、調入香醋、精鹽、味精，並以剩餘的澱粉勾芡，加入蔥、薑，拌勻即可出鍋。將湯汁澆在魚上，即可。

【功效】活血化瘀、止血止痛。

【主治】可用於治療宮頸癌引起的月經失調、痛經等。

【食方解讀】紅花性溫、味辛，有活血通經、祛瘀止痛的功效，可用於治療血滯閉經、痛經及血瘀腹痛、瘀滯腫痛等；山楂性微溫、味甘、酸，可行氣化瘀、消食化積，山楂可具有抗氧化的作用，能清除自由基，增強體液免疫和細胞免疫的功能。山楂中含有的多酚類化合物可以阻斷體內亞硝胺的合成，具有抗癌的作用；青魚性平、味甘，有補氣養胃、利水化濕、祛風除煩的功效，可治療氣虛乏力、煩悶、血淋等症。

本方集合幾味的功效，有活血化瘀、止血止痛的功效。

66. 白果煲雞蛋

【組成】白果 2 枚，雞蛋 1 個。

【製作】將白果去殼；在雞蛋的一端開一個小口，將白果塞入雞蛋內，並以紙條將開口封粘上，然後將雞蛋放入碗內，隔水煲熟，即可服食。

【功效】收斂肺氣、止帶化濁。

【主治】主要用於宮頸癌濕濁白帶者的治療。

【食方解讀】白果性平、味甘、苦、澀，有斂肺止帶、化濁定喘的功效，可用於治療咳嗽、哮喘、女性帶下、小便白濁等症；雞蛋性平、味甘，有滋陰潤燥、補脾和胃的功效，雞蛋中含有大量的蛋白質、一定量的脂肪、糖類、各種維生素和礦物質等，營養價值極高。

白果煲雞蛋，既能起到收斂肺氣、止帶化濁的功效，也補充了人體需要的營養。

67. 首烏棗米粥

【組成】何首烏 20 克，粳米 250 克，紅棗 10 枚，白糖 10 克。

【製作】將何首烏水煎後，去渣留汁；將粳米淘洗後與大棗一起放入鍋內，並加入適量的清水、倒入何首烏汁，以大火燒沸，改以中火熬煮，待米熟粥成，調入白糖，拌勻即可。

【功效】益氣養血、補肝健腎。

【主治】可用於治療宮頸癌、肝腎陰虛型、頭暈耳鳴、貧血、陰道不規則出血及便秘、尿赤等症。

【食方解讀】何首烏性微溫、味甘、苦、澀，有補益精血的功效，可治療精血虛虧、腰膝酸軟、腸燥便秘等症；紅棗性溫、味甘，有補中益氣、養血安神的功效，可用於治療食少便溏、體倦乏力、血虛萎黃、形體消瘦等症，富含維生素，並具有抗癌的功效。本方具有益氣養血、補肝健腎的功效，並可用於治療宮頸癌。

68. 冬瓜薏米粥

【組成】冬瓜 300 克，薏米 100 克，蜂蜜 30 毫升。

【製作】薏米先在水中浸泡 5～6 個小時；將冬瓜去皮後，洗淨、切塊，榨取汁液，備用；將泡好的薏米下入鍋內，加入適量清水，大火燒沸，待米熟後加入冬瓜汁液、調入蜂蜜，改以小火熬煮至米爛粥成。

【功效】清熱解毒、健脾利濕。

【主治】可用於治療局部呈花樣壞死或潰瘍的宮頸癌，以及小腹脹痛、食慾不振等症。

【食方解讀】冬瓜性涼、味甘、淡，有清熱解毒、消痰利水的功效，可用來治療肺熱咳嗽、消渴氣喘、水腫、小便不利等症；薏米性涼、味甘，具有健脾化濕的作用，可用於治療脾胃虛弱、食慾不振、風濕痹痛等症，並可抑制癌細胞的生長，對子宮癌和胃癌有很好的防治效果。

69. 土茯苓飲

【組成】土茯苓 30 克，蜂蜜 30 毫升。

【製作】土茯苓加入 500 毫升清水，文火熬煎至 200 毫升，加入蜂蜜調味即可。

【功效】除濕解毒、健筋壯骨。

【主治】用於治療表現為白帶增多症狀的宮頸癌。

【食方解讀】土茯苓性平、味甘、淡，有解毒除濕、通利關節的功效，可用於治療濕熱引起的熱淋、帶下、濕疹、濕瘡等症。

70. 水煎菱肉

【組成】新鮮菱角 100 克。

【製作】將菱角洗淨、去殼、去皮後，切成小塊，放入鍋內，並加入適量清水，以小火熬煎至湯呈濃褐色，代茶飲。需常年飲用。

【功效】清熱利濕。

【主治】主要用於治療宮頸癌。

【食方解讀】生菱角性涼、味甘，有清熱祛暑、除煩止渴的功效，可用來治療熱病傷津、心煩口渴、脾虛泄瀉等症。菱角中含有豐富的澱粉、蛋白質及多種礦物質、維生素，具有一定的防治癌症的作用。

八、鼻咽癌食療方

71. 蒜苗燒芋頭

【組成】芋頭300克，蒜苗30克，濕澱粉20克，鮮湯250毫升，植物油30毫升，醬油5毫升，麻油5毫升，精鹽2克，味精1克。

【製作】將芋頭刮洗乾淨，切成小塊；蒜苗洗淨，切成段；炒鍋內放入植物油，待油燒至七成熱時，下入芋頭翻炒幾下，然後再下入鮮湯、醬油、精鹽燒開，改以小火繼續燒至芋頭熟透，加入蒜苗；待蒜苗熟透，以濕澱粉勾芡，然後調入味精、淋上麻油即可。

【功效】健脾和中、解毒散結。

【主治】可用於鼻咽癌頸淋巴結轉移者的治療。

【食方解讀】蒜苗性溫、味辛，可補虛調中、寬胸理氣、通陽散結，蒜苗中含有的辣素可以阻斷致癌物質亞硝胺的合成，因而可以預防癌症的發生，適宜於感染性疾病患者和癌症患者食用；芋頭性平、味甘、辛，有調中補虛、開胃散結的功效，可用於治療中氣不足、腹中癖塊、腫毒等。蒜苗與芋頭共同食用，可起到健脾和中、解毒散結的功效。

72. 黑豆燒文蛤

【組成】文蛤300克，黑豆100克，植物油20毫升，醬油5毫升，生薑、大蔥各5克，大蒜5瓣，精鹽2克，味精 1 克。

【製作】將生薑切絲、大蔥切末、大蒜拍碎；文蛤洗淨後，加入少量精鹽稍醃；炒鍋內放油，待油熱後，放入薑絲、蔥末，加入醬油，燒沸後再下入文蛤、黑豆、蒜，調入味精，再次燒沸即可。

【功效】清熱解毒、滋陰補腎。

【主治】可用於治療鼻咽癌之口乾舌燥症。

【食方解讀】文蛤性寒、味鹹，有滋陰明目、軟堅化痰的功效；黑豆性平、味甘，有滋陰補腎、利水解毒的功效，可治療腎虛消渴、盜汗自汗、水腫脹滿、癰腫瘡痛等症。文蛤與黑豆同食，可起到清熱解毒、滋陰補腎的功效。

73. 筍片海參湯

【組成】水發海參 200 克，豬肉 100 克，竹筍 60 克，青椒 50 克，料酒 20 毫升，醬油 5 毫升，豬油 50 克，砂糖 10 克，濕澱粉 20 克，豆瓣醬 10 克，生薑、大蔥各 5 克，精鹽 2 克，味精 1 克。

【製作】將竹筍、海參、青椒洗淨、分別切片；豬肉切小塊；海參於沸水中汆兩遍後，撈出，瀝水；炒鍋內加豬油，油熱下入豆瓣醬煸炒，待油變紅，加入雞湯、蔥、薑，燒煮 5 分鐘，去渣留湯，備用；再次燒熱油，煸炒豬肉，然後下入竹筍片、青椒片及海參、豆瓣醬湯，並加入各種調料，以小火熬煮 10 分鐘，加入味精、濕澱粉勾芡，即可。

【功效】滋陰補血、開胃健脾。

【主治】主要用於鼻咽癌放療後食慾不振及貧血等症狀。

【食方解讀】竹筍性平、味甘，有清熱消痰、滋陰涼血的功效，竹筍中含有大量的纖維素，可促進胃腸蠕動，防止便秘；海參性溫、味甘、鹹，有滋陰潤燥、補腎養血的功效，可用於治療體虛勞怯、精血不足及各種失血後的貧血。海參中含有的黏多糖可以抑制癌細胞的生長和轉移。

74. 棗芝燉龜湯

【組成】紅棗 15 枚，靈芝 20 克，烏龜 1 隻。

【製作】先將紅棗洗淨、去核，待用；將烏龜放入鍋內，加入適量清水煮沸，然後撈出、剖洗乾淨，切塊；將龜肉塊於油鍋內略炒後，再與紅棗、靈芝一起放入砂鍋內煲煮，待煮至熟爛，即可食用。該湯空腹飲用效果更佳。

【功效】滋陰補血。

【主治】可用於治療鼻咽癌化療後白細胞減少症。

【食方解讀】紅棗性溫、味甘，有養血益氣、補中安神的功效，紅棗所含的三萜類化合物和豐富的環磷酸腺苷具有防癌抗癌的作用；靈芝性平、味甘，有補氣安神、滋陰養血、定喘止咳的功效，可用於治療咳喘痰多、心神不寧及虛勞氣短、煩躁口乾等症，靈芝中含有的多糖可調節人體的免疫力、抗氧化，並能抑制癌細胞的生長；龜肉性溫、味甘、酸，有滋陰補血的功效，可治療骨蒸癆熱、血痢、痔瘡、咳嗽等症，烏龜含有豐富的蛋白質、膠質、脂肪、鈣、磷、鐵、煙酸、維生素 B_1、維生素 B_2 等營養物質，適於重病初癒及手術後滋補。

本方集合紅棗、靈芝和龜肉的功效，對於鼻咽癌化療後白細胞減少症能起到較好的滋補、改善作用。

75. 三寶蒸烏雞

【組成】桂圓肉 50 克，當歸 30 克，人參 10 克，烏骨雞 1 隻，雞湯 200 毫升，料酒 15 毫升，濕澱粉 20 克，蔥、薑各 5 克，精鹽 2 克，味精 1 克。

【製作】將烏骨雞宰殺、剖洗乾淨，放入盆中；桂圓肉、當歸、人參洗淨，放入雞腹內（雞腹朝上），薑、蔥放在雞身上，調入精鹽、料酒、雞湯；然後將雞盆放入蒸籠內蒸約 1 個小時，至雞熟肉爛；然後取出雞，切塊裝入碗中；待鍋燒熱，倒入雞湯、調入味精並以濕澱粉勾芡；然後將芡汁澆在雞肉上，人參、當歸、桂圓肉放在雞肉上面，即可食用。

【功效】補益元氣、養血安神。

【主治】可用於治療鼻咽癌晚期和放療後的氣血雙虧，如氣短懶言、頭暈目眩、神疲體乏、面色無華等症。

【食方解讀】桂圓性溫、味甘，可養血健脾、寧心安神，滋補價值極高，且桂圓肉中含有抑制癌細胞生長的成分；當歸性溫、味甘，可補血活血，能夠促進血紅蛋白和紅細胞的生成，刺激胃腸的蠕動；人參性平、味甘、微苦，可大補元氣、健脾補肺，多用於治療體虛肢冷、津傷口渴、食少咳喘、久病體虛、心悸失眠、心力衰竭等症；烏骨雞性平、味甘，有益氣養血、補肝健腎的功效，適宜於體虛血虧、肝腎不足、脾胃虛弱及貧血症患者食用，烏骨雞肉還能提高機體的免疫力，有一定的抗癌功效。

本方集合了桂圓、當歸、人參及烏骨雞的滋養價值，對於各種氣血虧虛證有很好的滋補功效。

76. 黃芪香菇鴨

【組成】鴨 1 隻，香菇、黃芪各 50 克，女貞子、冬蟲夏草各 15 克，蔥、薑各 5 克，清湯 200 毫升，黃酒 20 毫升，白糖 15 克，精鹽 2 克，味精 1 克。

【製作】先將冬蟲夏草浸泡；將鴨宰殺、剖洗乾淨，將黃芪、女貞子、薑、蔥放入鴨腹內（鴨腹朝上）；在鴨脯上以竹籤紮滿小孔，將泡好的冬蟲夏草插入小孔內；然後把鴨放入蒸盆內，並倒入泡蟲草的水和清湯，下入香菇、黃酒、精鹽、白糖，上籠蒸約 1 個小時至鴨熟肉爛，取出鴨後，調入味精，拌勻即可。

【功效】滋陰養血、補益五臟。

【主治】主要用於鼻咽癌晚期氣血不足症的治療。

【食方解讀】黃芪性溫、味甘，可益氣固表，有增強機體免疫力、防止氧化、抵抗癌症的作用，可用於治療氣虛乏力、表虛自汗、血虛萎黃等症；香菇性平、味甘，可健脾養胃、滋補肝腎，並能增強機體的免疫力、促進干擾素誘導劑的合成，從而可以起到抑制腫瘤生長的作用；冬蟲夏草性溫、味甘，有補腎益肺的功效，為平補肺腎之佳品；女貞子性平、味甘、苦，可滋補肝腎，適用於肝腎陰虛所致的眩暈耳鳴、腰膝酸軟等症狀，女貞子可增強機體非特異性免疫功能，提升機體白細胞的數量。

77. 竹斛洋參飲

【組成】玉竹、石斛各 20 克，西洋參 10 克，冰糖 15 克。

【製作】將玉竹、石斛、西洋參洗淨，分別切片；然後將它們裝入紗布包中，並紮緊口；將紗布包放入砂鍋內，加入適量清水，以文火煎煮至汁液濃稠；取出紗布包，以冰糖調味後，即可飲用。

【功效】滋陰潤燥、清熱祛火、生津養胃。

【主治】可用於治療鼻咽癌之口乾咽燥、虛熱煩倦等症。

【食方解讀】西洋參性涼、味甘、微苦，有滋陰補氣、生津清熱的功效，可用於治療氣虛陰虧、內熱、虛熱煩倦、消渴、咽乾口燥等症；玉竹性微寒、味甘，有滋陰潤燥、生津止渴的功效，可用於治療脾胃陰傷、燥熱咳嗽、內熱消渴、咽乾口渴等症；石斛性微寒、味甘，有滋陰清熱、生津養胃的功效，可用於治療腰膝酸軟、視力減退、口渴多飲等症，並能減輕癌症化療、放療產生的副作用。所以，本方對鼻咽癌，咽乾口燥、虛熱煩倦者有不錯的療效。

78. 銀耳百合粥

【組成】銀耳 50 克，百合 30 克，粳米 100 克，冰糖 20 克。

【製作】將銀耳泡發、洗淨；百合去皮後於水中浸泡 1～2 個小時；將銀耳、百合與粳米一起下入鍋內，加入適量清水，大火燉煮至粥熟米開，加入冰糖，改以小火熬煮，至米爛粥成即可食用。

【功效】滋陰潤肺、清熱養胃、益氣安神。

【主治】主要用於治療鼻咽癌放療後的氣陰兩傷證，如口乾咽燥、虛煩乾咳、食慾不振等症。

【食方解讀】百合性平、味甘、微苦，可滋陰潤肺、清熱止渴，適用於肺熱咳嗽、痰黃黏稠或肺燥乾咳無痰、少痰等症，百合中含有的生物鹼——秋水仙鹼可以抑制癌細胞的增殖；銀耳性平、味甘，有滋陰潤肺、生津養胃的功效，主要用於治療陰虛咽乾、痰中帶血、口舌乾燥等症，銀耳中含有豐富的蛋白質和鈣、磷，及少量的硫胺素、核黃素、多種酶、銀耳多糖、植物角質等有益成分。其中的多糖可以提高機體的免疫力、抑制腫瘤細胞的生長。百合與銀耳一起熬粥可以起到很好的滋陰潤肺、清熱養胃、益氣安神的功效。

79. 威靈仙茶

【組成】威靈仙 6 克，蜂蜜 15 克。

【製作】將威靈仙放入鍋內，加入適量清水，大火煮沸後調入蜂蜜，繼續煎煮 15～20 分鐘，代茶飲用。

【功效】軟堅化積、止痛抗癌。

【主治】適用於治療鼻咽癌放療後的津虧陰傷、口乾咽燥等症。

【食方解讀】威靈仙性溫、味辛、鹹，具有通經止痛、軟堅化積、除濕祛痰的功效，可改善鼻咽癌患者出現的呼吸不暢、吞嚥困難等症狀。而且威靈仙含有的原白頭翁素、白頭翁內酯、甾醇、皂苷等成分，對癌細胞具有一定的抑制作用；蜂蜜性平、味甘，其溫中益氣、清熱解毒的功效較為顯著。鼻咽癌、食管癌患者可以日常飲用。

80. 杞紅茶

【組成】枸杞子 15 克，紅茶 5 克。

【製作】將枸杞子與紅茶一起放入茶杯中，以沸水沖泡，加蓋燜 10 分鐘，即可飲用。

【功效】補肝明目、益腎壯腰。

【主治】主要用於治療鼻咽癌肝腎陰虛證，如頭暈目眩、腰膝酸軟等症。

【食方解讀】枸杞子性平、味甘，具有滋補肝腎、益精明目的功效，可以提升機體的免疫力，具有抗癌的作用。可用來治療肝腎虧損、腰膝酸軟、虛勞咳嗽等症；紅茶茶多酚含量高，多酚氧化酶活性強，可阻斷 N- 亞硝基化合物的合成，並能提高機體的細胞免疫功能。

九、乳腺癌食療方

81. 肉燒茄盒

【組成】鮮嫩的紫茄子 1 個，豬瘦肉 50 克，蛋清 1 個，濕澱粉 15 克，醬油 5 毫升，胡椒粉、精鹽、味精各 1 克。

【製作】將豬瘦肉切成肉末，加入蛋清、醬油、精鹽、胡椒粉、味精，調和成肉餡；將茄子洗淨，留蒂；在茄子的另一頭切開一個 1.5 公分左右的小口，將茄肉從小口中挖出；然後小心地從小口把肉餡塞進茄子裏，並以濕澱粉勾芡；在鍋內倒入肉湯，燒沸後，將茄子放入鍋內，繼續燒熟即可。

【功效】清熱解毒、活血消腫。

【主治】可用於治療乳腺癌，症見血瘀疼痛者。

【食方解讀】茄子性涼、味甘，有清熱解毒、活血消腫、涼血止血的功效，可用於治療口舌生瘡、便血痔瘡、熱毒潰瘍等症。茄子中含有 B 群維生素、維生素 A、維生素 C、維生素 P 等營養物質具有抗癌的功效，其所含的龍葵城物質也有一定的抗癌作用。所以，本食療方可以用來治療伴有血瘀疼痛症狀的乳腺癌。

82. 清燉泥鰍

【組成】泥鰍 150 克，植物油 15 毫升，蔥、薑各 3 克，精鹽 2 克，味精 1 克。

【製作】將泥鰍以熱水洗去黏液，剖腹去內臟，然後洗淨、瀝乾；鍋內加油燒熱，下入泥鰍煎至金黃色，然後倒入適量清水、調入蔥、薑、精鹽、味精，以大火燒沸，即可食用。

【功效】補中益氣、解毒祛濕。

【主治】可用於乳腺癌的輔助治療。

【食方解讀】泥鰍性平、味甘，有補中益氣、健脾養胃、解毒利濕的功效，泥鰍中含有豐富的蛋白質及胡蘿蔔素、維生素 B_1、維生素 B_2、煙酸等物質，可以防止人體血管和細胞的衰老，適宜於脾胃虛寒、體弱多病者及癌症患者食用。

83. 玉米炒蘿蔔丁

【組成】胡蘿蔔 150 克，新鮮玉米粒 100 克，香菇 30 克，植物油 20 毫升，醬油、料酒各 5 毫升，薑、蔥各 5 克，精鹽 2 克，味精 1 克。

【製作】將香菇以水泡發後，撕成小片，備用；胡蘿蔔洗淨後，切成丁，並以開水煮熟；炒鍋內加油，燒熱後下入香菇片略略翻炒，然後加入玉米粒、調入料酒、精鹽、薑、蔥同炒；待炒至鍋內水乾時，倒入胡蘿蔔丁，調入醬油、味精，稍微翻炒幾下即可。

【功效】和中開胃。

【主治】適用於乳腺癌的輔助治療。

【食方解讀】玉米性平、味甘，有健胃和中之功效，可用於治療少食乏力、胃部不適等症，玉米中含有的谷胱甘肽及微量元素鎂等有抑制癌細胞生成和發展的作用；胡蘿蔔性平、味甘，具有健脾消積、下氣定喘的功效，可用於身體虛弱、食慾不振、消化不良、胃脘脹滿等症。胡蘿蔔中含有豐富的胡蘿蔔素可提升機體的免疫力，其所含的木質素、維生素 C 和葉酸，也有著預防癌症的作用；香菇性平、味甘，有健脾養胃、滋肝補腎的功能，它可以增強機體的免疫力，從而能抑制腫瘤的生長。

84. 枸杞燉烏雞

【組成】烏骨雞 1 隻，枸杞子 15 克，茉莉花 5 克，精鹽 1 克。

【製作】將烏骨雞宰殺、剖洗乾淨；茉莉花裝入紗布包中，置於雞腹內（雞腹朝上）。將烏骨雞放入鍋內，加入適量清水、下入枸杞子，以大火燉煮至熟爛，取出茉莉花紗布包，然後以精鹽調味，即可食用。

【功效】理氣補血、滋肝養腎。

【主治】可用於乳腺癌晚期體質虛弱、煩悶、疼痛者的治療。

【食方解讀】烏骨雞性平、味甘，有益氣養血、補肝健腎的功效，適宜於體虛血虧、肝腎不足、脾胃虛弱及貧血症患者食用，烏骨雞肉還能提高機體的免疫力，有一定的抗癌功效；枸杞子性平、味甘，具有滋補肝腎、益精明目的功效，可以提升機體的免疫力，具有抗癌的作用。可用來治療肝腎虧損、腰膝酸軟、虛勞咳嗽等症；茉莉花性溫、味甘、辛，有理氣解鬱、辟穢和中的功效。

85. 豆花泥鰍湯

【組成】泥鰍 100 克，黑豆 30 克，玫瑰花 10 克，料酒 10 毫升，麻油 6 毫升，精鹽 1 克。

【製作】將泥鰍宰殺、剖洗乾淨；將黑豆洗淨，與泥鰍一起放入鍋內，加水燒煮至黑豆熟爛；然後下入玫瑰花煎 20 分鐘，調入料酒、麻油、精鹽，拌勻即可。

【功效】調中和胃、解毒舒肝。

【主治】可用於治療乳腺癌破潰滲液，以及手術之後的飲食調養。

【食方解讀】黑豆性溫、味甘，有滋陰潤燥、補腎除濕的功效，可用於治療陰虛煩熱、眩暈盜汗、水腫浮腫等症狀；泥鰍性平、味甘，有補中益氣、健脾補胃、解毒利尿的功效，適宜於脾胃虛寒、體弱多病者食用；玫瑰花性溫、味甘、微苦，有舒肝理氣、和血化瘀的功效。黑豆、茉莉花與泥鰍共同食用，可充分發揮其調中和胃、解毒舒肝的作用。

86. 蘑菇燒鯽魚

【組成】鯽魚5條，蘑菇30克，絲瓜絡15克，鬱金、香附、當歸、白芍各9克，橘葉6克，黃酒15毫升，麻油5毫升，蔥、薑各3克，精鹽2克，味精1克。

【製作】將鯽魚剖洗乾淨，以黃酒、精鹽、蔥、薑醃漬；以水泡發蘑菇後，將其切片；將絲瓜絡、鬱金、香附、當歸、白芍、橘葉一起裝入紗布包中，放入鍋內加水煎沸，然後去袋留汁，備用；鍋內加入油，待油熱，下入鯽魚，待魚兩面都煎黃，即可取出；然後鍋內放入蔥、薑略炒，倒入煎汁，調入黃酒、精鹽，下入蘑菇片；繼續燒至湯沸，然後下入鯽魚，再次沸後，熬煎至湯稠，以味精、麻油調味即可。

【功效】健脾和胃、舒肝養血、理氣解鬱。

【主治】可用於治療屬肝氣鬱結、氣血運行不暢等症的乳腺癌。

【食方解讀】鯽魚性溫、味甘，有健脾益氣、清熱解毒、利尿消腫的功效，可用於治療體質虛弱、消化不良、食慾不振等症狀。

蘑菇性涼、味甘，有開胃理氣、化痰解毒、止吐止瀉的功效，可用於治療熱病後飲食不香、胃腸不適及嘔吐泄瀉等症。蘑菇中含有多種具有抗癌作用的物質，它可以由提升機體免疫力和增強T淋巴細胞的監視、殺傷作用對抗癌細胞，蘑菇中的類多糖化合物可防止癌細胞的轉移。

絲瓜絡性平、味甘，可祛風、通絡、活血；鬱金性寒、味辛、苦，有行氣解鬱、活血涼血、清心利膽之功效，可用於治療氣滯血瘀等症；香附性平、味辛、微苦、微甘，有舒肝解鬱、理氣和中的功效，可用來治療氣滯腹痛、脇痛等症；當歸性溫、味甘，可補血活血，調經止痛；白芍性微寒、味苦、酸，可斂陰養血、舒肝止痛；橘葉性平、味辛、苦，可舒肝行氣、散結消腫。

87. 佛手冰糖粥

【組成】佛手30克，粳米150克，冰糖20克。

【製作】將佛手洗淨、切開，放入鍋內，加入適量清水，以中火熬煮30分鐘，去渣留汁；然後鍋內下入粳米，待米爛粥成，下入冰糖，繼續熬煮至粥稠，即可食用。

【功效】舒肝理氣、和中養胃。

【主治】主要用於乳腺癌肝鬱、氣滯者的治療。

【食方解讀】佛手性溫、味甘，有健脾開胃、理氣和中、舒肝清肺的功效，適宜於脾胃虛弱者食用；粳米性涼、味甘，有補中益氣、健脾養胃、滋陰生津的功效。

綜合佛手和粳米的作用，本方能起到舒肝理氣、和中養胃的功效。

88. 蒲公英粳米粥

【組成】新鮮蒲公英50克，粳米100克。

【製作】將蒲公英洗淨、切碎，加水煎沸；然後去渣留汁，並下入粳米，一起煮粥。米爛粥成即可，不宜熬煎太稠。

【功效】清熱解毒、消腫散結。

【主治】可用於治療乳腺癌局部紅腫疼痛症。

【食方解讀】蒲公英性寒、味甘、苦，有清熱解毒、消腫散結的功效，主治內外熱毒瘡癰諸症；粳米性涼、味甘，有補中益氣、健脾養胃、滋陰生津的功效。

二者結合，對乳腺癌患者的局部紅腫疼痛症狀有不錯的食療效果。

89. 雙花綠茶

【組成】玫瑰花 10 克，茉莉花 6 克，綠茶 3 克。

【製作】將玫瑰花、茉莉花與綠茶一起放入茶杯中，以沸水沖泡，即可飲用。

【功效】理氣解鬱、活血散瘀。

【主治】可用於治療乳腺癌沖任兩脈失調引起的諸症。

【食方解讀】玫瑰花性溫、味甘、微苦，有舒肝理氣、活血解鬱的功效；茉莉花性溫、味甘、辛，可理氣解鬱、和中辟穢、消炎解毒；綠茶葉中含有的兒茶素和大量的酚類抗氧化劑可阻斷亞硝基化合物的合成，防止細胞癌變，有很好的防癌抗癌的效果。二花配合綠茶飲用，既能理氣解鬱、活血化瘀，也有效防治癌症的作用。

90. 三味紅糖飲

【組成】敗醬草、蒲公英、紫花地丁各 30 克，紅糖 20 克。

【製作】將三味中藥洗淨、切碎，裝入紗布包中，放入鍋內，加入適量清水，大火燒沸後，繼續以小火熬煎 30 分鐘，然後取煎汁液，加入紅糖調味後即可飲用。

【功效】清熱解毒、利尿消腫、活血化瘀。

【主治】主要用於治療乳腺癌毒熱蘊結型。

【食方解讀】敗醬草性微寒、味辛、苦，有清熱解毒、祛瘀消癰的功效，可治療腸癰腹痛、產後瘀阻等症；蒲公英性寒、味甘、苦，有清熱解毒、消腫散結的功效，主治內外熱毒瘡癰諸症；紫花地丁性寒、味辛、苦，有清熱解毒、涼血消腫的功效，可治療血熱壅滯、癰腫瘡毒、紅腫熱痛等症。

十、胰腺癌食療方

91. 糖醋拌四品

【組成】黃瓜、白蘿蔔各 100 克，梨、蘋果各 1 個，白糖 30 克，香醋 15 毫升，精鹽 2 克。

【製作】將黃瓜去瓤、白蘿蔔去皮後，分別切條；以精鹽醃製白蘿蔔條約 1 個小時後，放入冷開水中漂淡、瀝乾水分；將梨、蘋果分別去皮、核，並切條；最後將四樣果品一起放入菜盆中醃製，並加入白糖、香醋拌勻；約 8 小時後即可食用。

【功效】開胃生津、通便利尿。

【主治】可用於治療胰腺癌津液枯燥、大便秘結症。

【食方解讀】黃瓜性涼、味甘，有清熱解毒、生津止渴、利尿消腫的功效，其所含的葫蘆素C有抗腫瘤的作用；白蘿蔔性涼、味甘、辛，有消積化痰、下氣解毒的功效，可用於治療食積脹滿、消渴、痢疾、小便不利等症，並具有防癌抗癌的功效；梨性涼、味甘、微酸，有清熱祛火、滋陰潤肺、生津止渴、化痰止咳的功效，可用於治療熱病津傷所致的口渴、心煩、便秘及肺熱所致的乾咳少痰、痰黃黏稠等症；蘋果性涼、味甘、微酸，可健脾開胃、生津潤肺、止渴止咳、除煩解暑，適用於治療消化不良、腹脹腹瀉、熱病傷津、肺熱咳嗽等症，蘋果中含有豐富的維生素C，可增強細胞間質，抑制癌細胞的生長。

92. 豆花鯉魚湯

【組成】鯉魚1尾，紅豆50克，玫瑰花12克，陳皮6克，雞湯100毫升，薑、蔥各5克，精鹽2克，味精1克。

【製作】將鯉魚剖洗乾淨，放入盆中；將紅豆放入鍋內加水煮至開裂，然後與陳皮一起放入魚腹內；在魚盆中加入玫瑰花，調入薑、蔥、精鹽、雞湯、紅豆湯，上籠蒸約1個小時，出籠後調入味精，即可食用；亦可在魚湯中加入適量綠葉蔬菜共食。

【功效】活血行氣、散結化瘀、利水消腫。

【主治】可用於治療胰腺癌屬氣滯血瘀證，症見腹脹有塊、食慾不振等。

【食方解讀】紅豆性平、味甘、微酸，有利水除濕、和血排膿、消腫解毒的功效，可用於治療水腫、濕腳氣、濕熱黃疸等症；玫瑰花性溫、味甘、微苦，有舒肝理氣、活血解鬱的功效；陳皮性溫、味辛、苦，有理氣健脾、除濕化痰的功效，可用於治療腹脘脹痛、食積氣滯、內傷濕滯、嘔吐呃逆、濕痰咳嗽等症。

93. 歸杞參皮煲雞

【組成】當歸、枸杞子各 25 克，人參、陳皮各 10 克，烏骨雞 1 隻，蔥段、薑絲各 5 克，醬油、料酒各 10 毫升，麻油 5 毫升，精鹽 2 克，味精 1 克。

【製作】將烏骨雞宰殺、剖洗乾淨；將四味中藥放入雞腹內（雞腹朝上），並加入蔥段、薑絲，調入料酒、精鹽；然後將雞放入砂鍋內，加入適量清水，以小火煨燉至雞肉熟透，調入味精、麻油，即可食用。

【功效】益氣養血、滋肝補腎。

【主治】可用來治療胰腺癌，氣血虧損證。

【食方解讀】當歸性溫、味甘，有補血調經、活血止痛的功效，可用於治療氣血兩虛、血虛萎黃、心悸失眠、血虛血瘀及月經不同、閉經、痛經等症；枸杞子性平、味甘，具有滋補肝腎、益精明目的功效，可以促進機體的造血功能，並能提升白細胞的作用，增進機體的免疫力，具有抗癌的作用；人參性平、味甘、微苦，有大補元氣、健脾補肺的功效，可用於治療各種元氣虛脫證、肺脾心腎氣虛證及熱病氣虛津傷證；陳皮性溫、味辛、苦，有理氣健脾、除濕化痰的功效；烏骨雞性平、味甘，有益氣養血、養肝補腎的功效，可用於治療體虛血虧、肝腎不足、脾胃虛弱及貧血症等，烏骨雞肉還有一定的抗癌功效。因此該方可用來治療胰腺癌氣血虧損證。

94. 桑白皮兔肉羹

【組成】桑白皮 20 克，兔肉 300 克，料酒 20 毫升，醬油 5 毫升，精鹽 1 克，味精 0.5 克。

【製作】將兔肉洗淨，切成小塊；桑白條洗淨後，與兔肉一起放入鍋內，加入適量清水，調入料酒、醬油、精鹽燉煮，待肉熟羹成，調入味精，拌勻即可。

【功效】補中益氣、行水消腫。

【主治】可用於治療胰腺癌及消渴、營養不良性水腫等症。

【食方解讀】桑白皮性寒、味甘，有瀉肺平喘、利水消腫的功效，可用於治療肺熱咳喘、脹滿喘急、潮熱盜汗、肌膚浮腫、全身水腫、小便不利等症；兔肉性涼、味甘，有滋陰益氣、涼血解毒的功效，可用於治療脾虛氣弱、營養不良、乏力消渴等症。

本方集合了桑白皮和兔肉的作用，因此可以較好地起到補中益氣、行水消腫的功效。

95. 紅豆茯苓粥

【組成】紅豆 50 克，茯苓粉 20 克，薏米 100 克。

【製作】將紅豆、薏米以水泡軟；然後，先將紅豆下入鍋內，加水煮至開花酥裂，再下入薏米繼續熬煮，待米爛粥成時，加入茯苓粉拌勻，再略煮，即可食用。

【功效】健脾益胃、利水消腫。

【主治】可用於治療屬腹部脹滿、消腫乏力、濕熱蘊結的胰腺癌。

【食方解讀】紅豆性平、味甘、微酸，有利水除濕、消腫解毒的功效，可用於治療水腫、濕熱黃疸等症；茯苓性平、味甘、淡，有利水消腫、滲濕健脾的功效，可用於治療寒熱虛實各種水腫、痰飲嘔吐、脾虛泄瀉等症；薏米性涼、味甘，具有健脾化濕的作用，可用於治療脾胃虛弱、食慾不振、消化不良、風濕痹痛等症，薏米對癌細胞的生長及破壞有一定的抑制作用。

本方中三者共食，有較好的健脾益胃、利水消腫功效。

96. 梔杞茅藕粥

【組成】枸杞子、白茅根各 30 克，梔子仁、鮮藕各 10 克，粳米 100 克，蜂蜜 30 毫升。

【製作】將藕洗淨、切片後與枸杞子、白茅根、梔子仁一起裝入紗布包內，並紮緊口，放入鍋內水煎，然後取出紗布包，藥汁盛出，留用；將粳米下鍋、加入適量清水，並倒入藥汁，大火燒沸後改以小火煨煮至米爛粥成，加入蜂蜜調味即可。

【功效】清熱利濕、涼血止血、除煩止渴。

【主治】可用於治療胰腺癌，脇肋脹滿腹痛。症見腹部腫塊、食慾不振、面色無華、體虛乏力、低熱、衄血、出血等。

【食方解讀】枸杞子性平、味甘，具有滋補肝腎、益精明目的功效，可用來治療肝腎虧損、腰膝酸軟、虛勞咳嗽等；梔子性寒、味苦，有清熱利濕、瀉火除煩、涼血解毒的功效，可治療熱病心煩、濕熱黃疸、血淋熱淋、吐血衄血、目赤腫痛等症；白茅根性寒、味甘，有涼血止血、清熱潤肺的功效，可用於治療多種血熱出血證、胃熱嘔吐、肺熱咳嗽、水腫、熱淋、黃疸等；藕性寒、味甘，可清熱生津、活血化瘀、涼血止血，主要用於治療熱病傷津、口渴、吐血、衄血等。本方清熱利濕、涼血止血、除煩止渴的效果極佳。

97. 桃仁綠豆粥

【組成】綠豆 30 克，桃仁、生地黃各 20 克，粳米 100 克，黃酒 6 毫升。

【製作】將桃仁去皮尖，與生地黃、黃酒一起絞汁；將綠豆下入鍋內，加入適量清水，大火煮至綠豆開花酥裂，下入粳米；再次燒沸，倒入桃仁、生地黃的絞汁，改以小火熬煮至米爛粥成，即可食用。

【功效】活血化瘀、滋陰清熱。

【主治】用於治療胰腺癌之氣滯血瘀、腹滿脹痛、腹中包塊及便秘和腹瀉交替等症狀。

【食方解讀】桃仁性平、味甘、苦，有活血祛瘀、潤腸通便的功效，適用於治療各種淤血阻滯證及腸癰肺癰、腸燥便秘等症；生地黃性寒、味甘、苦，可滋陰清熱、生津涼血，主要用於治療內外各種熱證；綠豆性寒、味甘，有清熱解毒、祛暑利水的功效，可治療暑熱煩渴、水腫、小便不通或淋漓不暢等症；粳米性涼、味甘，有補中益氣、健脾養胃、滋陰生津的功效。

本方集幾味之功效於一體，共同發揮其活血化瘀、滋陰清熱的功效。

98. 白糖田芋粥

【組成】新鮮田芋 50 克，粳米 100 克，白糖 25 克。

【製作】將粳米洗淨後，放入鍋內，加水煮成粥，調入白糖並拌勻、候涼。然後將新鮮的田芋榨取汁液，並以所取汁液調入粥中食用。

【功效】消腫散結、解毒止痛。

【主治】可用於緩解胰腺癌晚期的疼痛症狀。

【食方解讀】芋頭性平、味甘、辛，有調中補虛、消癧散結之功效，可治療中氣不足、腫毒、腹中腫塊等症。芋頭中含有蛋白質、澱粉、脂類、鈣、磷、鐵及豐富的維生素 B_1、維生素 B_2，並具有一定的抗癌作用；粳米性涼、味甘，可補中益氣、健脾養胃、滋陰生津。

本方可起到消腫散結、解毒止痛的功效。

99. 二草茶

【組成】白花蛇舌草 9 克，甘草 6 克，綠茶 3 克。

【製作】將兩味中草藥煎沸後，取其沸煎水沖泡綠茶，飲用即可。

【功效】清熱解毒、消腫抗癌。

【主治】可用於胰腺癌脾胃濕熱型的治療。

【食方解讀】白花蛇舌草性寒、味甘、微苦，具有清熱利濕、解毒通淋的功效，適用於治療癰腫瘡毒、腸癰腹痛、咽喉腫痛、膀胱濕熱、小便淋漓等症，並可用來解蛇毒；甘草性平、味甘，有健脾補氣、清熱解毒的功效，可用於治療心氣不足、脾氣虛弱、咽喉腫痛等症；綠茶中含有茶氨酸、兒茶素等，具有防癌抗癌的作用。

本方及三者的功效，可以清熱解毒、消腫抗癌。

100. 赤芍甘草飲

【組成】赤芍 15 克，甘草 5 克，綠茶 3 克。

【製作】將赤芍、甘草水煎沸 15 分鐘，然後以沸煎水沖泡綠茶，即可飲用。

【功效】活血散瘀、涼血消腫。

【主治】可用於治療胰腺癌之肝脾瘀結型，症見腹痛嘔吐、脇下腫塊、噁心厭食等。

【食方解讀】赤芍性微寒、味苦，有清熱涼血、散瘀消腫的功效，適用於治療溫毒發斑、血熱吐衄、目赤熱毒、肝鬱脇痛、瘀腫疼痛、跌打損傷等症；甘草性平、味甘，可健脾補氣、清熱解毒，適用於治療心氣不足、脾氣虛弱、咽喉腫痛等症；綠茶具有防癌抗癌的作用。

本茶方集合了三者的功效，可以更好地發揮其活血散瘀、涼血消腫的功效。

附錄A
西醫治療癌症

西醫治療是目前臨床普遍採用的治療癌症的方法。西醫治療的三大方法是手術治療、放射治療、化學治療。

隨著科學的發展和醫療水平的進步，近些年又出現了不少新的治療方法，如介入療法、熱療法、導向療法、內分泌療法、免疫療法等，它們各有其優缺點。因此，在現在的西醫治療中，常常是以三大治療方法為基礎，各種治療方法配合使用。

一、常用檢查手段

醫學專家經過數十年的研究提出了可以有效防止癌症發生和蔓延的三級預防。其中的二級預防包括「三早」，即早期發現、早期診斷、早期治療。早期發現和早期診斷是早期治療的前提。常用的發現和診斷癌症的檢查手段有很多種，如詢問病史、全面體檢、特異性化驗、影像學檢查（包括X光常規透視、B型超聲檢查、CT斷層檢查、ECT檢查、核磁共振檢查等）、內窺鏡檢查、病理學檢查、免疫學檢查等。

1. 影像學檢查

(1) X 光常規透視

這是腫瘤影像學診斷的基礎，可分為平片、軟線平片、特殊造影檢查三個方面。平片檢查適用於胸部、骨骼等有良好對比環境的臟器或腫瘤的檢測和診斷；軟線平片適用於軟組織的檢測，如乳腺；特殊造影檢查適用於自然對比環境較差的臟器或器官的檢測，如腹、消化道等。

(2) CT 檢查

CT 是電子電腦橫斷體層攝影的簡稱，是 X 光掃描檢查與電子電腦的結合。電子電腦將掃描的信號儲存後，會轉化為圖像，然後根據圖像來判斷疾病的性質。該檢查手段具有圖像清晰、診斷效果好、分辨靈敏度高、沒有影像重疊等優點。適用於腦、肺、肝、胰等部位腫瘤的檢查。其局限性是 CT 設備昂貴、費用高，因此，普通放射性檢查可以確診的腫瘤，就不必再做 CT 檢查。

(3) ECT 檢查

ECT 是發射式電腦處理斷層攝影的英文名稱的簡稱，它是在 CT 的基礎上發展而來的。主要是將放射性元素或放射性藥物引入體內，作為放射源，然後經由資訊採集、電腦處理，重建圖像，顯示體內各臟器血流功能的變化及各斷層的影像。

進行 ECT 檢查時，受檢查者完全處於一種生理狀態下，可以對身體各個臟器的各個方位進行全面、準確的檢查。因而可以確定臟器有無腫瘤的存在，及其確切的位置、大小、範圍、血液的供應情況，臟器功能及組織形態有無變化等。ECT 檢查既適用於動態的檢查，也可以進行靜態的檢查，既可以進行全身的診斷，也可以對局部進行診斷。人體全身的骨骼及各種臟器都可以用 ECT 檢查。

(4)核磁共振檢查

這是一種新興的影像診斷技術，它是電子電腦技術、微電子技術與低溫超導等技術結合發展而來的。可用於對腦深部腫瘤、腦幹腫瘤、脊髓腫瘤、縱隔內腫瘤、心臟腫瘤等的明確診斷。具有極大的優越性，但其價格比 CT 檢查還要昂貴，所以，CT 檢查可以確診的一般腫瘤，就沒必要做核磁共振檢查。

(5)B型超聲檢查

簡稱 B 超檢查，是一種在腫瘤診斷中應用相當廣泛的檢查手段，與以上各種診斷手段相比，它具有方便、經濟、不依賴放射線等特點。B 超切面聲像圖可以從多個角度和方位對病灶進行連續的顯示觀察，對於瞭解腫瘤的部位及其與周圍組織的關係很有幫助，從而有助於診斷和治療癌症。目前肝癌、胃癌、腎癌、胰腺癌、甲狀腺癌、膽囊癌、子宮癌、卵巢癌、膀胱癌、前列腺癌、睾丸腫瘤、惡性淋巴瘤等惡性腫瘤都可以用 B 超進行輔助診斷。

2. 內窺鏡檢查

常用於腫瘤診斷的內窺鏡有食管鏡、纖維胃鏡、纖維結腸鏡、乙狀結腸鏡、支氣管鏡、膀胱鏡等。食管鏡檢查適用於經細胞檢查不能肯定診斷而需要做活組織檢查的症狀；纖維胃鏡檢查是用胃鏡對選取的活組織進行病理學檢查，以便確診胃的良性腫瘤、惡性腫瘤；纖維結腸鏡和乙狀結腸鏡檢查主要是對直腸、結腸的良性腫瘤、惡性腫瘤進行診斷；支氣管鏡檢查適用於經細胞學檢查不能確診但X光檢查有腫瘤徵象的病症；膀胱鏡檢查主要用於有膀胱癌懷疑、需要取活組織進行病理診斷的病症。

內窺鏡檢查可以對病變的部位、範圍、形態和性質進行直觀的診斷，並可以取活組織進行病理診斷，還可以放大照相，在錄影後對相關部位進行仔細觀察，從而可以發現早期病例，並可進行對比觀察。因此，對腫瘤的診斷和鑒別有著重要的意義。但嚴重的肺疾患、食管靜脈曲張者不宜作內窺鏡檢查，年老體弱者在實施內窺鏡檢查時也有一定的難度。

3. 病理學檢查

病理學檢查是各種腫瘤診斷中最基本、最具權威性的診斷方法。它從對選取的組織或細胞形態的觀察，從而對腫瘤的性質及類型做出診斷。常用的診斷方法是對脫落的細胞進行檢查，因此具有檢查方便、痛苦小的優點；也可以採取直接從手術標本內印片或刷取的方法，進行快速的診斷。但由於脫落細胞檢查中體液較稀、而檢查標本只是為數很少的抽樣，並且有些腫瘤細胞的組織形態可能比較複雜，所以病理學診斷並不是萬能的，而應與其他診斷方法結合，充分利用病理診斷的各項技術進行全面的分析判斷，以求診斷的準確性。

4. 免疫學檢查

臨床上常用的免疫學診斷腫瘤的方法有以下幾種。

(1)甲胎蛋白的測定

可根據血清中甲胎蛋白的水平，進行肝癌細胞的早期普查及可用於腫瘤切除或有效治療後，對肝癌細胞的根治情況進行判斷（復發時血清中甲胎蛋白的含量會升高）。

(2)癌胚抗原

癌胚抗原是消化道腫瘤中發現的一種抗原，由對癌胚抗原的測定，可以判斷結腸癌患者的治療和預後效果。起源於腸道以外的惡性腫瘤和肺癌在發病時，血清中的癌胚抗原水平也有升高的可能。

(3)鐵蛋白的測定

在肝癌患者的血清中鐵蛋白的濃度往往會有所升高。因此，鐵蛋白在肝癌的診斷中常被作為第二標記。

(4)胃癌的胚性硫糖蛋白抗原測定

胚性硫糖蛋白抗原是一種胃癌抗原，此種測定方法主要用來診斷胃癌。如果患者胃液中此種抗原呈陽性，則患胃癌的可能性較大。

(5)血清EB抗體的測定

EB 病毒是一種能夠誘發癌症的病毒。可以由對血清中 EB 抗體的測定對鼻咽癌進行早期的診斷，並可據此對鼻咽癌患者的病情進行隨訪觀察。

二、癌症的綜合治療

目前應用比較廣泛的治療癌症的方法有手術治療、放射治療、化學治療，除此之外，還有正處於研究探索階段的免疫治療、內分泌治療、導向治療、鐳射治療、電化治療、介入治療等。各種治療方法各有其優越性，也都有它們自身的局限性。而「癌症的綜合治療」，顧名思義就是綜合應用兩種或兩種以上的治療手段對癌症進行治療，以揚長避短，從而爭取使治療達到最佳效果。

綜合治療是一種治療原則，至於應該採用哪幾種治療手法進行結合以及如何實施，則應該根據患者的機體狀況、年齡、癌症的種類、臨床分期等多種原因，有計劃、合理地應用。

目前比較常用的綜合治療的模式包括術後放化療、術前放化療、放療和化療的結合、生物治療、基因治療。

1. 術後放化療

這是目前最常見的一種治療模式，適用於比較局限的腫瘤。先對其進行手術，然後根據手術的情況，施以放療和（或）化療。如對於早期乳腺癌患者，先進行手術治療，術後根據患者腫瘤的大小、淋巴結轉移的數目、受體狀況、月經狀況等決定是否做放化療。

2. 術前放化療

對於局部腫塊較大或已經出現區域性轉移的患者可以採取先做放療或化療，待腫瘤局限後再進行手術。這不但縮小了手術的範圍，而且提高了療效。適用於局部晚期乳腺癌、骨肉瘤、卵巢癌、肺癌等的治療。

同時，該療法也適用於某些惡性程度高、出現局部或遠處轉移、不適宜進行手術的腫瘤，在經過放療或化療後，就有可能進行手術並能提高治癒率。

3. 放療和化療的結合

放療和化療結合的療法適用於不能進行手術或難以耐受手術的癌症患者。一般主張先進行化療，或化療與放療同時進行，以免放療後的纖維化引起血管閉塞，從而影響化療的效果。但在治療上腔靜脈壓迫綜合徵、腦轉移和骨轉移等腫瘤急症時，為了儘快緩解病情，也可採取先做放療的方式。

4. 生物治療

生物治療是一種新的治療腫瘤的模式，避免了放化療所具有的副作用。該療法常作為輔助手段、用以加強治療效果。如干擾素配合化療可以治療淋巴瘤，香菇多糖配合化療可用於治療晚期胃癌。

5. 基因治療

基因治療是目前癌症治療中一個新的、廣受關注的課題。這方面比較成功的嘗試有：1997 年 11 月和 1998 年 10 月美國 FAD 由兩個單克隆抗體治療淋巴瘤和乳腺癌取得了一定的療效；表皮生長因子受體–酪氨酸激酶抑制劑治療非小細胞肺癌的有效率為 10%～15%；Bc–Abl 酪氨酸激酶抑制劑在治療慢性粒細胞白血病中取得了相當的成功。

三、常見的西醫治療手段

癌症是一種比較複雜的疾病，其病症並不均一、臨床表現也是各異，因此，在治療上也是相當複雜的，目前尚無一種療法可以確保腫瘤的治癒。但現在公認的在治療癌症中有顯著療效的方法是外科手術治療、化學治療和放射治療。

1. 外科手術治療

這是治療腫瘤中最原始的一種療法，現在仍是治療局部腫瘤的首要和最佳選擇。有的手術為放療或化療創造了有利的條件，有的手術可對放療或化療後殘留或復發的病灶進行清除。

手術治療又可分為根治性手術和姑息性手術。

(1) 根治性手術

所謂的「根治」並不是永不復發的意思，而是臨床治癒，即手術消滅了所有的癌細胞，患者在手術後獲得了長期的生存。該類手術在實施中對原發病灶進行廣泛的切除，並連同其周圍的淋巴結轉移區也進行整塊的切除。

適用於腫瘤局限於原發部位和區域淋巴結，而未發生向其他部位的轉移的情況，同時患者的身體狀況能夠耐受根治性手術。

早期局限性病變在經根治性手術後，可以達到較好的治療效果。但現在為了提高手術治療的療效，已由原來的單純擴大手術範圍轉為恰當的手術範圍與其他療法的結合，即如果可以由手術治療與其他治療手段結合治療好的腫瘤，則不採用根治性手術治療，以便保護機體的功能，提升機體的免疫力。

(2)姑息性手術

這類手術對原發病灶或轉移灶的切除達不到根治的目的，它只是為了延長患者的生存期限，減少或防止併發症。它又包括四種類型。

① 原發灶的姑息性切除：可治療腫瘤出血，防止空腔臟器穿孔和消化道梗阻，適用於消化道腫瘤的治療。另外，它也可以用於晚期乳腺癌患者局部病變潰爛、出血症狀，以減輕患者的痛苦。

② 轉移腫瘤的手術治療：對於已經發生遠隔器官轉移的腫瘤，在原發腫瘤已切除或已得到較好控制的前提下，如果患者的條件允許，仍可以對轉移灶進行以手術為主的綜合治療。

③ 腫瘤外科的急症處理：在腫瘤晚期，有時由於腫瘤體的阻塞、壓迫、潰爛、出血、感染及空腔臟器的穿孔等原因，常可引起代謝性急症、壓迫性急症、出血性急症、胃腸道梗阻和穿孔等各種情況。此時雖然難以進行根治性治療，但由外科手術可以對腫瘤急症進行切除。

④ 切除內分泌腺體治療激素依賴性腫瘤：乳腺癌和前列腺癌都與體內激素的分泌有一定的關係。對這些內分泌依賴性腫瘤，可以用切除內分泌腺體的方法，避免腫瘤的復發，或取得腫瘤退縮、減小的效果。

2. 化學治療

化療是以化學藥物的殺傷作用，對腫瘤細胞進行清除，從而達到部分或完全控制腫瘤細胞的目的。由於化學藥物對腫瘤細胞的選擇性較差，它在殺傷癌細胞時，也會對正常的細胞造成損害，因此，合理的應用化學藥物就顯得至關重要。

合理的化療即是指發揮藥物對癌細胞的最大殺傷作用，同時將其對正常組織細胞的毒副作用降到最小。這既需要瞭解腫瘤發生的病理和增殖規律，也要瞭解化學藥物的結構性質、作用機制、毒性及其防治措施等，並要結合患者的病情，分析化療可能對其產生的影響，從而設計出最佳的化療方案。

化療的適應證主要有以下幾種。

(1)造血系統惡性疾病

包括白血病、多發性骨髓瘤、惡性淋巴瘤等。

(2)某些實體瘤

如皮膚癌、絨毛膜上皮細胞癌、惡性葡萄胎、精原細胞瘤、卵巢腫瘤等具有較好的化療效果。也可用於實體腫瘤手術切除或局部放療前後的輔助治療及實體腫瘤發生廣泛或遠處轉移，甚至復發、擴散者的治療。

(3)癌性體腔積液

由腔內注射化學藥物可減少或消除積液。

(4)解除腫瘤壓迫

可由化療縮小諸如上腔靜脈壓迫、呼吸道壓迫、脊髓壓迫等壓迫腫瘤的體積，從而減輕症狀。

常用於化療的藥物如下。

(1)烷化劑

包括氮芥、環磷酰胺、苯丁酸氮芥、消瘤芥、馬利蘭、卡氮芥等。

(2)抗代謝藥

主要有甲氨喋呤、氟脲嘧啶、阿糖胞苷等。

(3)抗腫瘤抗生素

包括放線菌素、絲裂黴素、博萊黴素、阿黴素等。

(4)植物來源抗癌藥

包括長春花鹼、長春新鹼、喜樹鹼、三尖杉酯鹼、鬼臼乙叉甙、鬼臼噻吩甙等。

(5)激素類

有丙酸睾丸酮、黃體酮、強的松、地塞米松等。

(6)其他藥物

包括順鉑、碳鉑、異丙鉑、草酸鉑、元甲嘧啶、氯烯脒胺等。

3. 放射治療

放射治療是利用放射線的電離作用，對人體細胞進行電離，破壞細胞內部成分，影響細胞核內脫氧核糖核酸和核糖核酸兩種重要的遺傳物質，從而達到抑制或殺滅癌細胞的目的。放射性治療在摧毀癌組織的同時，可以避免手術治療給機體組織帶來的缺損、畸形、殘廢等器官破壞和功能喪失的副作用。但放射線對機體健康組織的破壞作用也是不容忽視的。放療如果操作不當，就會對人體產生很大的傷害。

不同腫瘤對放射線的敏感度是不同的，因而放射治療對不同的腫瘤也會有不同的治療效果。根據腫瘤對放射線的敏感度可以將腫瘤分為以下四類。

(1)敏感性腫瘤

包括性腺生殖細胞癌症，淋巴增殖性腫瘤（如白血病、何傑金氏病、非何傑金氏淋巴瘤），胚胎性腫瘤（如視網膜母細胞瘤、神經母細胞瘤）。

(2)中等敏感性腫瘤

包括皮膚癌、子宮頸癌、食道癌、喉癌、舌癌、膀胱癌、陰莖癌、乳腺癌、甲狀腺癌、前列腺癌。

(3)敏感性較差的腫瘤

包括胰腺癌、結腸癌和某些骨、軟組織肉瘤（如軟骨肉瘤、脂肪肉瘤、纖維肉瘤）。

(4)對放射線耐受力較強的腫瘤

包括成骨肉瘤、黑色素瘤、惡性腦膠質瘤、神經纖維肉瘤。

四、其他臨床治療方法

前面我們介紹了在治療癌症中最常用的三種治療方法，除此之外，隨著醫學研究的不斷深入和醫療水準的不斷提升，新的治療癌症的方法不斷湧現，它們各有其優缺點，目前一般都作為癌症治療的輔助手段。

在這裏簡單地介紹一下，患者可以根據自身的實際情況予以參考。

1. 介入療法

腫瘤的介入治療始於20世紀60年代，於80年代初在中國興起，已經成為腫瘤綜合治療的重要手段，適用於肝癌、肺癌、腎癌、胃癌、胰腺癌、膀胱癌、盆腔腫瘤、顱內腫瘤和血管畸形等症的治療，在治療肝臟原發性和繼發性腫瘤方面效果尤其顯著。

但該療法也有其局限性，對於其適應證、實施方法和藥物的選擇，應由醫生結合患者的情況及其他各種條件，綜合考慮而定。

2. 內分泌療法

癌症的內分泌療法是基於體內所分泌的激素對癌症的影響而提出的，它由切斷某些激素的來源或抵消某些激素的作用，對激素進行調整，從而達到控制癌症生長的目的。內分泌療法包括兩種，一種是由一定的激素抑制劑對激素進行調節的激素療法，另一種是由切除某種內分泌腺來阻斷激素的來源的內分泌腺切除療法。

適用於該療法的癌症必須是激素依賴性癌症，如乳腺癌、甲狀腺癌、前列腺癌、子宮內膜癌。它是治療癌症時的一種輔助手段，具體實施情況，應由醫生根據患者的實際情況來決定。

3. 熱　療

熱療是一種利用物理方法將組織加熱至一定的溫度，使其達到能夠殺滅癌細胞的治療方法。目前熱療已成為腫瘤治療的有效輔助手段，對放、化療具有明顯的增補作用。

其作用機理主要表現在以下幾個方面：

① 不同週期的細胞對放射和熱的敏感度全然不同；

② 腫瘤細胞所處的環境對放射和熱的修飾效果不同；

③ 熱療與放療、化療結合可以使更多的癌細胞失去修復的機會而死亡。

在臨床中，根據腫瘤的不同情況，可以選擇不同的加溫部位進行治療。常用的加溫部位有局部體表加溫、組織間加溫和腔內加溫。常用的加溫方法有微波加溫（微波熱療的頻率有 2450MHz 和 434MHz，它只適用於機體的淺表部位和腔內加溫）、射頻透熱加溫（其加溫設備的頻率在 3～40MHz 之間，其加溫深度比微波加溫深，可用於深部腫瘤的治療）、超聲波加溫（其治療腫瘤的頻率為 0.5～3.4MHz）。

4. 免疫療法

前面我們已經說過，癌症的發生與人體免疫力的下降有著極其密切的關係。因此，由對提高機體免疫防禦系統的調整，提升機體的免疫力，就可以達到防止癌症發生或遏制其擴散的目的。

免疫療法分為特異性免疫療法和非特異性免疫療法。非特異性免疫的主要作用是提升機體的免疫力。目前所用的免疫增強劑大都是非特異性的，如卡介苗、轉移因子、胸腺素、干擾素、干擾誘導劑、左旋咪唑、免疫核糖核酸等。特異性免疫主要是為治療特定的癌症而研製的，針對性較強。但限於醫療水準，目前癌症的特異性免疫方面取得的效果尚不理想。

不過，免疫療法因其副作用較小，而為患者所樂於接受，它通常作為手術、放療、化療的輔助手段，用來鞏固治療效果，防止癌症的復發。

5. 過繼免疫療法

過繼免疫療法是一種補充癌症患者體內免疫分子或免疫細胞，以增強患者免疫力的治療方法。它包括兩種途徑，一是將具有免疫力的供者的免疫細胞轉輸給癌症患者；一種是取癌症患者自身的免疫細胞在體外進行誘導、活化、增殖，以使其具有免疫力，然後再輸入患者的體內。

可以進行過繼免疫治療的細胞包括細胞毒 T 細胞、自然殺傷細胞（NK 細胞）、啟動的巨噬細胞、淋巴因數啟動的殺傷細胞（LAK）和治療浸潤淋巴細胞（TIL）。

6. 導向療法

導向療法是癌症治療的一個新的領域，它主要是利用一種具有親癌作用的物質作為載體，攜帶具有抑制殺滅癌細胞的物質，對癌症進行導向治療，以殺死更多的癌細胞，並儘量減少對正常組織的負面影響。

作為載體的物質必須對癌細胞、癌組織具有特殊的親和力；而被攜帶的物質必須具有抑制或殺滅癌細胞的作用，包括細胞毒藥、毒蛋白質、放射性核素等。另外，載體與其所攜帶的物質之間也必須有一定的親和力，這樣，它們才能一起工作，對癌細胞和癌組織進行攻擊。

目前導向療法在癌症的治療中已取得了一定的療效，但其尚處於實驗研究階段，方法還不夠完善，仍有一系列需要解決的問題。

五、常見抗癌藥物

傳統上，將抗癌藥物分為烷化劑、抗代謝藥、抗癌抗生素、植物來源抗癌藥、激素類及雜類等 6 種。在前面介紹化療時，我們已經做了介紹，所以在此就不重複了。下面主要從作用機理方面對其進行分類，來介紹一下常見的抗癌藥物。

1. 直接破壞 DNA 的藥物

【成員代表】包括烷化劑、亞硝脲類、順鉑、絲裂黴素等。

【作用機理】其主要作用是交叉聯接，由 DNA 雙螺旋上兩條互補鏈的聯結，阻止 DNA 雙鏈在複製時分開，干擾 DNA 的複製和有絲分裂的進行。

2. 影響核酸合成的藥物

(1) 二氫葉酸還原酶抑制劑

【成員代表】以甲氨喋呤為代表。

【作用機理】甲氨喋呤可以抑制二氫葉酸還原酶的活性，從而抑制喋呤和嘧啶的合成，抑制 DNA 的合成。甲氨喋呤也可對胸腺核苷酸產生一定的抑制作用。

(2) 胸苷酸合成爲的抑制劑

【成員代表】以氟脲嘧啶為代表。

【作用機理】氟脲嘧啶在體內會轉變為 5- 氟 -2- 脫氧尿嘧啶核苷酸後，會對胸腺嘧啶核苷酸合成酶產生抑制作用，阻斷了脫氧胸腺嘧啶核苷酸的形成，從而可以抑制 DNA 生物的合成。

(3)核苷酸還原酶抑制劑

【成員代表】以羥基脲為代表。

【作用機理】羥基脲可以阻止胞苷酸轉變為脫氧胞苷酸，從而可以選擇性地抑制 DNA 的合成。

(4)嘌呤核苷酸合成爲抑制劑

【成員代表】以 6- 巰基嘌呤為代表。

【作用機理】6- 巰基嘌呤在機體內磷酸核糖轉移酶的作用下可轉變為 6- 巰基嘌呤核糖核苷酸，對腺嘌呤核苷酸和鳥嘌呤核苷酸的形成進行抑制，從而可以達到抑制 DNA 合成的目的。另外，6- 巰基嘌呤還可以對 RNA 的合成產生輕微的抑制作用。

3. 插入 DNA 中干擾模板作用的藥物

【成員代表】以阿黴素、柔紅黴素、放線菌素 D、光神黴素為代表。

【作用機理】它們可以插入 DNA 的雙螺旋鏈，從而改變 DNA 模板的性質，抑制 DNA 聚合酶的作用，並進一步抑制 DNA 和 RNA 的合成。此外，這些藥物還可以形成對細胞膜結構具有破壞作用的超氧基自由基團。

4. 抑制微小管裝配的藥物

【成員代表】包括長春鹼類、鬼臼毒素類、秋水仙鹼等。

【作用機理】這些藥物可以由與微小管蛋白的結合來

影響微小管的裝配，從而使細胞處在有絲分裂的中期。

5. 影響蛋白質合成的藥物

(1)影響氨基酸供應的藥物

【成員代表】以左旋門冬酰胺酶為代表。

【作用機理】門冬酰胺酶可以破壞體液中的門冬酰胺，因而那些不能自行合成門冬酰胺的腫瘤，就會因得不到門冬酰胺而影響其蛋白質的合成。

(2)影響核糖體功能的藥物

【成員代表】以三尖杉酯鹼為代表。

【作用機理】該物質主要由對核糖體功能的干擾而阻止蛋白質的合成。

附錄 B
中醫治療癌症

中醫在治療癌症時，有著其獨特的優勢，尤其是那些已到了晚期的癌症，更適用於中醫中藥療法。中醫中藥還常常與西醫治療相結合，輔助手術、放療、化療，減輕其毒副作用，增強其治療效果。

中醫治療各種疾病的一個原則即是「辨證論治」。在治療癌症時，它注重從各種癌症的症狀、引發癌症原因的方面入手，從而提出具有針對性的治療方案。

一、中醫對癌症的認識

中醫對癌症的認識是比較早的，在殷墟的古文上已有「瘤」的病名，在《黃帝內經》一書中就有關於腫瘤病因的記錄，並稱其為「筋瘤」、「腸瘤」等，從明代開始才正式使用「癌」這一名稱來指稱惡性腫瘤。

在中醫悠久的發展過程中，雖然沒有「癌」這一名稱，但卻有相關病症的記載，它們與我們今天所說的「癌症」有著對應的關係。現選取一些列舉如下。

噎膈——食道癌　　　　反胃——胃癌

脾積（痞氣）——肝癌或肝脾腫大

肺積——肺癌　　　　乳岩——乳腺癌

石癭——甲狀腺癌　　腎岩——陰莖癌

繭唇——唇癌　　　　舌菌——舌癌

喉百葉——喉癌　　　黑疔——黑色素瘤

中醫認為癌症的發生與正氣和邪氣的發展變化有關，當人體正氣不足、邪氣佔據主要地位時，就會形成腫瘤。中醫上將發病的臨床表現分為氣滯、血瘀、熱毒、濕聚、痰凝、氣虛、血虛、陰虛、陽虛等多種。

其中氣滯、血瘀、熱毒、濕聚、痰凝等與癌症的形成有著比較密切的關係。

1. 氣滯、血瘀

血液的運行有賴於氣的推動作用，氣行則血行，氣滯則血瘀。如果氣滯的時間持續過長而不能得到疏通，血瘀現象就會長期存在、蓄積，從而就可以形成腫塊，並引起癌腫部位的疼痛、胸悶、氣急、噁心、嘔吐等症狀。

2. 熱　毒

熱毒是由長時間的鬱氣與邪氣鬱結而形成的。熱毒長久鬱積不散就會引起營衛不和，氣滯血瘀，從而導致毒滯不化，積久便會形成腫核或積塊。熱毒引起的癌症常會引起糜爛、潰瘍、出血、炎症等症狀。

3. 濕聚、痰凝

濕屬於陰邪，可影響氣的流通，導致氣鬱。痰是由於體內津液疏通不暢、水濕不化而凝積形成的。肺癌濕邪的症狀可表現為咳嗽痰多、痰白、舌苔白膩；消化道癌腫的濕邪可表現為舌苔厚膩、食慾減退等症狀。

中醫認為癌症的發展首先是由於正氣的不足，然後可引起邪氣的旺盛，繼續發展為正虛邪實，最後達到正氣的極度衰弱，人的生命也就到了盡頭。

據此可以將癌症的發展過程分為以下幾個階段。

(1)初　期

此時主要是癌前期或癌腫的形成時期，主要是由於正氣不足（氣虛），致使邪氣入侵，導致病症的出現。

在這一階段並沒有特別明顯的症狀，治療的重點是扶持正氣。

(2)中　期

隨著邪氣的深入，腫瘤獲得進一步的發展，開始出現各種症狀和不適感。此時氣虛發展為氣滯，並進而引起血瘀，舌象和脈象也會出現相應的變化。這時應該根據正氣和邪氣的關係以及邪氣的性質及其入侵的部位，進行辨證施治。

(3)晚　期

如果在前一階段腫瘤沒有得到有效地遏制，就會進一步侵入、繼續發展，邪氣日盛，正氣也會更加虛弱，出現正虛邪實的情況，此時扶正和祛邪應雙管齊下。

(4)末　期

病邪如果進一步深入，就會造成正氣的極度虛弱，此時邪氣的表現也不會太明顯，癌症的發展進入了末期。

二、中藥對放化療的輔助作用

放療和化療是現在西醫最常用的治療癌症的三大手段之二，它們在治療癌症時可以較準確地診斷疾病、消除病灶並能儘量爭取根治，在癌症治療中起著極其重要的作用。但放療和化療的毒副作用也是不容忽視的。而中藥與放化療結合則可以提升機體的免疫力，減少放化療的毒副作用，減少醫源性疾病的發生，從而可以改善患者生活的質量，提高療效。

放射治療可以直接殺傷腫瘤細胞，同時也會對正常的組織細胞造成傷害，而中藥與放療結合一方面可以減輕放療的副作用，一方面可以增強放療的效果。

(1) 中藥配合治療可以減輕放療的副作用

放射治療在殺滅癌細胞的同時也會對正常的組織細胞進行殺傷，而中藥可以減少或防止放療對正常細胞的這種損傷作用。中醫認為，放射線屬於熱毒之邪，會損耗人體的陰氣。因此，在藥物的選擇方面，應以滋陰益氣、清熱解毒、涼血補氣的藥物為主。

例如，可用清燥救肺湯加魚腥草、黃芩等治療放射性肺炎；可用八珍湯或升血調元湯，治療放射引起的骨髓抑制；治療放射性口咽炎和鼻腔炎則可用增液湯加金銀花、菊花、射干、花粉、板藍根等治療。

(2) 中藥配合放療可起到一定的協同增效作用

各類益氣活血藥物，如黃芪、太子參、山藥、桃仁、紅花、丹參、雞血藤等，在改善血液循環、增加血氧供應方面起著一定的作用。因此配合放射療法時，可以增加食道癌、鼻咽癌等的放療效果，延長患者的生存期。

隨著醫療水準的不斷進步，化學治療方面也研製出不少新的藥物，而中藥與化療藥物的結合，是癌症的綜合治療中比較常用的方法。中藥在化療中的輔助作用也主要表現在兩個方面，一是減少化療的毒副作用，二是提高化療的效果。

(1) 中藥配合化療可以減輕化療的毒副作用

化療藥物可能會引起骨髓抑制、胃腸道不良反應，甚至影響各個臟器的功能。從中醫的觀點，這是化療藥物對人體氣血、津液、臟腑功能帶來的負面影響，它主張由中藥的益氣養血、健脾和胃、滋肝補腎等作用進行治療。

如防治噁心、嘔吐、腹脹、食慾不振、大便不調等症，可以使用具有健脾益氣、和胃降逆作用的白朮、山藥、黨參、黃芪、木香、砂仁、陳皮等中藥，或香砂六君子湯、香砂養胃丸等方劑；對於化療引起的骨髓抑制，可用具有健脾益腎、養血補氣作用的中藥，如黃芪、當歸、阿膠、石斛、白朮、人參、枸杞子、女貞子、菟絲子、雞血藤、生地黃、補骨脂等，方劑可選用健脾益腎的沖劑、十全大補湯、歸脾湯等。

(2) 中藥配合化療可以提高化療的效果

一些具有益氣健脾、補腎養肝作用的中藥，配合化療可以增強療效。例如，中藥配合全身化療或介入化療，可以增加肺癌、肝癌的緩解率。具有此種作用的中藥主要有黃芪、黨參、白朮、山藥、黃精、菟絲子、枸杞子、女貞子等。

三、中藥治療癌症的功效

與其他療法相比，中藥治療癌症重在扶持正氣、增強機體的免疫力，並且沒有毒副作用，因而常作為癌症治療的輔助手段而在綜合治療中使用。中藥在癌症治療中的功效主要體現在五個方面。

1. 中藥可以提升機體抗癌的能力

根據專家對黃芪多糖做的實驗，發現黃芪多糖注射液可以刺激人體淋巴細胞和單核細胞產生大量的刺激因數，從而可以提升白細胞的作用。臨床治療證實黃芪多糖注射液對癌症患者化療後引起的白細胞減少症有明顯的改善作用。

HSP70 是一種可攜帶多種抗原多為的蛋白，而由一些刺激因素或藥物的作用，可以誘導或改變 HSP70 的合成與分佈，從而可以增強機體抗腫瘤的功能。

實驗發現，從莪朮中提取的欖香烯可以增強細胞的免疫原性，激發機體對腫瘤細胞的殺傷活性，從而使機體內產生特異性抗癌免疫，阻止癌症的發生。

2. 中藥可以促使癌細胞的凋亡

促使細胞凋亡與癌症的治療之間無疑存在著一定的關係。而細胞的凋亡又與某些蛋白酶或某些基因的參與有關。

由流式細胞儀和 DNA 凝膠電泳的分析觀察，發現人參中含有的人參皂苷Rg_3 可以引起大量的腫瘤細胞的凋亡。相關研究還發現，人參皂苷Rg_3 可以增加誘導細胞凋亡的基因蛋白的含量，同時降低 bcl-2 蛋白的表達水準。

另外，有學者研究發現，小柴胡湯水溶液可以誘導腫瘤細胞 KIM-1 和膽管細胞 KMC-1 的凋亡；欖香烯、蟾蜍素也有促使腫瘤細胞的凋亡的作用。

3. 中藥能夠抑制腫瘤細胞發生轉移

腫瘤細胞一旦發生轉移，就標誌著由良性腫瘤轉變為了惡性腫瘤，而惡性腫瘤最大的特點即是侵襲和轉移。腫瘤細胞在轉移時會產生多種蛋白分解酶，對其周圍的基質進行降解。如 U-PA 即是一種蛋白分解酶，它產生於腫瘤細胞中，由相關的轉化，可以降解細胞外基質；而 PAI-1 則是 U-PA 的主要抑制物，它可以抑制腫瘤細胞的轉移。而中藥就是由對腫瘤細胞分解酶的影響而抑制腫瘤的侵襲和轉移的。

如由實驗和臨床對比研究，發現三參沖劑等複方中藥可以控制肺癌瘤邊緣、抑制 U-PA 的活性，同時提高 PAI-1 的活性。這樣就由阻止蛋白酶的水解、抑制腫瘤細胞對基質的降解，而達到了抑制腫瘤轉移的目的。

研究還發現，川芎嗪和苦參鹼可以抑制癌細胞和內皮細胞作用後腫瘤細胞黏附因子 CD44 和 CD49 的表達。而這兩種黏附因數在腫瘤轉移中有重要的作用，它們可以使腫瘤細胞在發生轉移後，與內皮細胞的黏附性增加。

4. 中藥對腫瘤細胞的多藥耐藥性有一定逆轉作用

腫瘤細胞的多藥耐藥性的發生原因尚不明確，但它卻是導致化療失敗的主要原因，是腫瘤細胞對抗化療藥物的預防機制。而多藥耐藥逆轉劑主要是由拮抗 P- 糖蛋白的功能，來增加腫瘤內抗癌藥物的濃度。

有專家在中藥腫瘤耐藥逆轉劑方面的研究發現，浙貝母鹼的鹽酸鹽可以作用於兩種機制不同的多藥耐藥腫瘤細胞。其研究表明，該鹽酸鹽可以抑制 P- 糖蛋白的表達，提升耐藥腫瘤細胞內抗癌藥物的濃度。他們還發現，浙貝母散劑對急性白血病的多藥耐藥有一定的逆轉作用，並可能增加化療的效果。

5. 中藥可抑制端粒酶的活性

端粒酶是一種核糖蛋白，它是特異性腫瘤的標誌，90%以上的腫瘤都是由端粒酶表達的。因此，具有抑制端粒酶活性的藥物，無疑是治療癌症的一大幫手。而有學者研究發現，益氣解毒片可以在體外抑制端粒酶的活性及其表達；健脾益氣沖劑亦可抑制端粒酶的活性。

四、防癌抗癌中藥概述

中藥在治療癌症中的主要作用是扶持正氣、調整和糾正機體內部各種原因造成的功能紊亂，提高人體的免疫力，從而達到抑制腫瘤細胞生長的作用。根據藥效的不同可以將具有抗癌作用的中藥分為滋陰生津類藥物、補陽益氣類藥物、清熱解毒類藥物、理氣軟堅散結化瘀類藥物。

1. 滋陰生津類藥物

這類藥物適用於癌症患者口乾咽燥、舌質紅絳、煩躁不安、小便短赤、大便燥結等症。常用藥物有沙參、玄參、太子參、西洋參、天門冬、麥冬、生地黃、茅根、玉竹、知母、花粉、黃精、枸杞子、銀耳、白花蛇舌草等。

(1)沙　參

【性味】性微寒，味甘、苦。

【功效】滋陰（北沙參）、袪痰（南沙參）。

【分析】沙參含有的香豆素可以防止細胞突變，提升機體細胞免疫和體液免疫的功能，從而有效抑制腫瘤細胞的增殖和擴散。

(2)枸杞子

【性味】性平，味甘。

【功效】滋肝補腎、強筋壯骨。

【分析】枸杞子含有的微量元素鍺可以誘發體內干擾素的生成，啟動巨噬細胞和自然殺傷細胞的活性，從而可以提升機體的免疫力，防止癌症的發生。枸杞多糖也可以提高吞噬細胞的吞噬功能。

(3)天門冬

【性味】性寒，味甘、苦。

【功效】滋陰潤燥、清肺生津。

【分析】天門冬含有甲糖醛、聚糖類等成分可以抑制細胞突變並能防止癌細胞增殖，具有顯著的扶正之效。臨床上應用天門冬防治消化道系統腫瘤，並用其治療急慢性白血病，都收到了很好的療效。

(4)百　合

【性味】性微涼，味甘、苦。

【功效】滋陰潤肺、清心安神。

【分析】百合含有的秋水仙鹼可抑制癌細胞的有絲分裂和增殖。百合可以啟動吞噬細胞，增強其吞噬功能，從而可以提高機體的免疫力，對癌症產生抑制作用。百合的提取物可以預防放療、化療引起的白細胞減少。

(5)女貞子

【性味】性平，味甘、苦。

【功效】滋陰清熱、滋補肝腎。

【分析】女貞子可增強機體非特異性免疫功能，促進淋巴細胞的轉化，提升機體白細胞的數量，從而增強體液免疫的功能，抑制癌細胞的生長和增殖。

2. 補陽益氣類藥物

此類藥物適用於脾腎陽虛引起的胃寒、怕冷、體乏無力、面色蒼白、舌質淡白、消瘦貧血、氣短氣急、頭暈眼花、口淡、喜熱食、小便清長、大便稀溏等症。常用的藥物有黃芪、黨參、人參、白朮、山藥、芡實、熟地黃、大棗、鹿茸、附子、肉桂、補骨脂、當歸、砂仁、木香等。

(1)靈　芝

【性味】性平，味甘。

【功效】補氣安神

【分析】靈芝含有多種營養素，可以扶正固本，提升機體免疫力。靈芝中含有的靈芝多糖可增強吞噬細胞的吞噬功能，防止細胞突變，抑制癌細胞的生長和增殖。同時，靈芝多糖還可以促進蛋白質的合成，改善機體的造血功能，促進代謝，防止細胞衰老，提高抗病能力。

(2)冬蟲夏草

【性味】性溫，味甘。

【功效】補腎益肺。

【分析】冬蟲夏草中含有多種營養成分，可以提高機體細胞免疫和體液免疫的功能，從而起到防癌抗癌的作用。其提取物可以抑制癌細胞的增殖和擴散。

(3)黃　芪

【性味】性溫，味甘。

【功效】補陽益氣、利濕排毒。

【分析】黃芪的提取物可以提高淋巴細胞的免疫功能，促進巨噬細胞的吞噬能力，增強多抗甲素抵抗腫瘤的作用，從而抑制癌細胞的活性。

(4)人　參

【性味】性平，味甘、微苦。

【功效】大補元氣、健脾補肺。

【分析】人參提取物具有增強 NK 細胞活性和誘生干擾素的作用，可以提高巨噬細胞的吞噬能力，增強細胞的免疫力、抑制腫瘤細胞的增殖。另外，人參還可以增強癌細胞對放療、化療的敏感性和放化療的療效。

(5)刺五加

【性味】性溫，味甘、微苦。

【功效】補氣安神、健脾益腎。

【分析】刺五加可由對機體免疫力的調節，增強機體抗病和抗癌的能力。其提取物可以抑制癌細胞的生長和增殖，減輕抗癌藥物的毒性，並可以增強吞噬細胞的吞噬功能，因此，有顯著的防癌抗癌作用。

3. 清熱解毒類藥物

該類藥物適用於癌症患者合併感染、久熱不退及長期有癌性低熱者。常用的藥物有金銀花、連翹、黃連、黃柏、大黃、紫草根、知母、玄參、茅根、車前草、甘草、葛根、山豆根、膽汁、牛黃、山梔、澤瀉、白花蛇舌草、白茅藤等。

(1)甘　草

【性味】性平，味甘。

【功效】清熱解毒、祛痰止咳。

【分析】甘草可增強巨噬細胞的吞噬功能，提高機體的免疫力、具有防癌、抗癌的作用。其提取物對骨髓瘤、消化道腫瘤有抑制作用。

(2)葛　根

【性味】性涼，味甘、辛。

【功效】清熱解肌、生津止渴。

【分析】葛根具有抗氧化、抗癌和誘導癌細胞分化的功效，一方面，它可以增強巨噬細胞的吞噬功能，從而提高機體的免疫力，增強人體防癌抗癌素能力。另外，其有效活性成分可以誘導白血病細胞分化酶成熟的粒細胞。

4. 理氣軟堅散結化瘀類藥物

該類藥物適用於癌症患者合併胃炎、消化吸收功能減弱、胃腸脹滿、食慾不振者。常用藥物有陳皮、木香、薏米、烏藥、丁香、茯苓、豬苓、蔻仁、枳實、檳榔、雞內金、羊肚棗、穀麥芽、山楂等。

(1)薏　米

【性味】性涼，味甘。

【功效】健脾化濕、利水消腫。

【分析】薏米可以增強腎上腺皮質的功能，升高白細胞和血小板的數量，從而提升機體免疫力。其所含的不飽和脂肪酸，可以抑制癌細胞的生長和破壞作用，尤其適用於消化道腫瘤的治療。

(2)茯　苓

【性味】性平，味甘。

【功效】健脾安神、利水祛濕。

【分析】茯苓可以提升機體免疫力，增強機體防癌抗癌的能力。其提取物可影響癌細胞 DNA 的合成，對癌細胞的增殖進行干擾，從而有效抑制癌症的生長和擴散。

(3)豬　苓

【性味】性平，味甘。

【功效】利水、消腫、滲濕。

【分析】豬苓中含有的豬苓多糖可以提升淋巴細胞的數量、增強 T 淋巴細胞的免疫功能，同時可以對體液免疫進行調節，因此可以提升機體的免疫力。另外，豬苓還可以由干擾 DNA 的合成來抑制腫瘤細胞的生長和增殖，從而防止癌症的發生和擴散。

五、常見抗癌中成藥簡介

在中國幾千年醫學研究和臨床實踐中，研製出許多具有防癌抗癌功效的中成藥。它們一般具有療效顯著、服用方便、副作用小的特點。可分為丸劑、散劑、膏劑、片劑、膠囊、口服液、濃縮液、注射液等。

(1)十全大補口服液

【組成】由黨參、白朮、當歸、茯苓、川芎、白芍、熟地黃、甘草等藥物配製而成。

【功效】氣血雙補。

【主治】適用於氣血虧虛證的治療，也可用於癌症化療、放療後的白細胞減少症狀。

【服用】1次10毫升，1日3次。

【規格】10毫升／支，10支／盒。

(2)八珍沖劑

【組成】由黨參、白朮、當歸、茯苓、川芎、白芍、熟地黃、甘草等藥物配製而成。

【功效】益氣養血。

【主治】適用於氣血虧虛引起的貧血、免疫功能降低等症，也可用於癌症化療、放療前後的輔助治療。

【服用】1次3.5～7克，1日3次，開水沖服。

【規格】3.5克／袋，8袋／盒。

(3)還精煎

【組成】由潼蒺藜、車前子、北細辛、女貞子、桑葚子、菟絲子、杭菊花、生地黃等藥物煎製而成。

【功效】益腎填精、補虛益氣。

【主治】適用於腎虛的治療。並能增強機體的免疫力，提升體內白細胞的含量，具有抗癌的作用。

【服用】1次10毫升，1日2次。早晚空腹口服

【規格】10毫升／支，10／盒。

(4)六味地黃丸（沖劑、口服液）

【組成】由熟地黃、茯苓、山茱萸、牡丹皮、山藥、澤瀉六味藥物配製而成。

【功效】滋陰補腎。

【主治】可用於治療腎陰虧虛引起的頭暈耳鳴、腰膝酸軟、潮熱盜汗等症，並可用於癌症患者化療、放療的輔助治療。

【服用】丸劑：每次9克，1日2次；沖劑：每次1袋，1日2次；口服液：每次10毫升，1日2次。

(5)血康口服液

【組成】腫節風。

【功效】活血散瘀、清熱解毒。

【主治】可用於原發性或繼發性血小板減少症，以及各種胃腸道癌症的治療。

【服用】1次20毫升，1日3～4次，開水沖服。

【規格】20毫升／支，10支／盒。

(6)杞菊地黃丸（口服液）

【組成】由枸杞子、白菊花、熟地黃、山藥、茯苓、澤瀉、山茱萸、牡丹皮等藥物配製而成。

【功效】補肝益腎。

【主治】可用於治療肝腎陰虧引起的頭暈耳鳴、迎風流淚、怕光畏明、視物不清等症，並可用於治療放療、化療和手術治療後的輔助治療。

【服用】丸劑：每次6～9克，1日2次；口服液：每次10毫升，1日2次。

(7)百合固金丸（口服液）

【組成】由百合、生地黃、熟地黃、麥冬、玄參、川貝、當歸、白芍、桔梗、甘草等藥物配製而成。

【功效】補腎益肺。

【主治】用於治療肺腎陰虛引起的乾咳少痰、痰中帶血、咽乾喉痛等症，也可用於肺癌、鼻咽癌的乾咳無痰、咯血及放療後遺症的治療。

【服用】丸劑：每次6～9克，1日2次；口服液：每次20毫升，1日2次。

(8)百令膠囊

【組成】由發酵蟲草菌粉製成。

【功效】填精益氣、補肺益腎。

【主治】可治療肺腎兩虛證，常用於治療慢性支氣管炎、肺氣腫、支氣管哮喘、慢性腎炎等，也可用於治療肺癌和癌症化療、放療後的輔助治療。

【服用】1次5粒，1日3次。

【規格】0.28克／粒，60粒／盒。

(9)施普瑞膠囊、片劑

【組成】由海螺旋藻製成。

【功效】益氣養血、健脾散結、軟堅化痰。

【主治】可用於癌症手術或化療、放療後的輔助治療。

【服用】膠囊：1次3～4粒，1日3次；片劑：1次4～8片，1日3次。

(10)四物合劑

【組成】由當歸、川芎、白芍、熟地黃四味藥物配製而成。

【功效】調血養血。

【主治】用於營血虛弱證，及癌症手術、化療後引起的血虛、頭暈目眩、面色蒼白、紫斑舌暗等症。

【服用】1次10毫升，1日3次，搖勻服用。

【規格】10毫升／支，10支／盒。

(11)健脾生血顆粒

【組成】由黨參、茯苓、白朮、雞內金、硫酸亞鐵等配製而成。

【功效】養血寧神、健脾和胃。

【主治】可用於癌症患者氣血雙虛型缺鐵性貧血的治療。

【服用】成人每次21克，兒童酌減，溫水沖服。

【規格】7克／袋，24袋／盒。

(12)胚寶膠囊

【組成】由新鮮胎盤製成。

【功效】滋補養血、補腎填精、健脾益氣。

【主治】可配合抗癌藥物治療各種惡性腫瘤，並能增強人體免疫力，減輕放療、化療的毒副作用。

【服用】1次1～2粒，1日3次。

【規格】新鮮胎盤1.5克/粒，20粒／盒。

(13)蘆筍糖漿

【組成】由蘆筍、靈芝等藥物配製而成。

【功效】清肺解毒、生津利水。

【主治】適用於胃癌、肺癌等手術後使用，或配合放療、化療使用，可減輕放化療的毒副反應。

【服用】1次40毫升，1日3次。1個月為1個療程，可以連續服用。

(14) 平消膠囊

【組成】由五靈脂、鬱金、白礬、乾漆、火硝、馬錢子、仙鶴草、枳殼等藥物配製而成。

【功效】活血化瘀、軟堅散結、清熱解毒。

【主治】適用於胃癌、肺癌、乳腺癌的治療。

【服用】1 次 4～8 粒，1 日 3 次。1～2 個月為 1 個療程，可以連續服用。

【規格】0.21 克／粒，100 粒／盒。

(15) 天仙膠囊

【組成】由天花粉、莪朮、威靈仙、急性子、黃芪、豬苓、女貞子等藥物配製而成。

【功效】益氣養血、清熱解毒、散結止痛。

【主治】可用於治療食道癌、胃癌，並可配合癌症化療使用。

【服用】1 次 2～6 克，1 日 3 次。1 個月為 1 個療程，停 3～7 天後可繼續服用。

(16) 參蓮膠囊

【組成】由苦參、莪朮、半支蓮、山豆根、防己、烏梅、三棱、補骨脂、杏仁、白扁豆、丹參等藥物配製而成。

【功效】清熱解毒、活血化瘀、軟堅散結。

【主治】可用於治療氣血瘀滯、熱毒內阻引起的中晚期肺癌、胃癌等。

【服用】1 次 6 粒，1 日 3 次。

【規格】0.5 克／粒。

(17) 肝復樂片（包括糖衣片和薄膜片）

【組成】由黨參、白朮、鱉甲、沈香、黃芪、柴胡、重樓等 20 味藥物配製而成。

【功效】疏肝健脾、軟堅化瘀、解毒抗癌。

【主治】適用於原發性肝癌、乳腺癌、胃癌、食道癌、腸癌、膽管癌等消化道腫瘤的治療，也可用於肝病癌前病變和癌前疾病的治療，如急慢性肝炎、脂肪肝、肝硬化、肝腹水等。

【服用】糖衣片：1 次 10 片，1 日 3 次；薄膜片：1 次 6 片，1 日 3 次。B 型肝炎患者可酌減，病情嚴重者可適量增加。2～3 個月為 1 個療程。可連續服用。

【規格】糖衣片：0.3 克 / 片；薄膜片：0.5 克 / 片。

(18) 博爾寧膠囊

【組成】由黃芪、光慈菇、重樓、龍葵、紫蘇子、僵蠶等 10 餘味藥物配製而成。

【功效】扶正祛邪、益氣活血、消腫散結。

【主治】適用於肝癌、胃癌、肺癌、食道癌、宮頸癌、膀胱癌、腦腫瘤的治療，可抑制腫瘤的生長，穩定、縮小腫瘤，並能減輕疼痛、改善症狀。

【服用】1 次 4 粒，1 日 3 次。

【規格】0.15 克／粒，48 粒／盒和 96 粒／盒。

(19) 安康膠囊

【組成】由黨參、黃芪、夏枯草、女貞子、白朮、人參、靈芝、雞血藤、魚腥草、蒲公英、補骨脂、黃精、菟絲子、僵蠶等等藥物配製而成。

【功效】清熱解毒、活血化瘀、軟堅散結。

【主治】適用於肝癌、胃癌、肺癌、胰腺癌等癌症的治療。

【服用】1 次 4～6 粒，1 日 3 次，溫開水送服。需連續服用 4～6 個月以上。

【規格】0 5 克／粒，45 粒／瓶。

(20)小金丹

【組成】由草烏、木鱉子、五靈脂、白膠香、地龍、沒藥、香墨等藥物配製而成。

【功效】除濕化瘀、通絡止痛。

【主治】主要用於治療肺癌、胃癌、舌癌、子宮癌、乳腺癌、甲狀腺癌、惡性淋巴瘤等。

【服用】成人每次 0.6 克，重病者加倍，1 日 2 次。兒童遵醫囑。

(21)西黃丸（犀黃丸）

【組成】由牛黃、乳香、沒藥、黃米飯等配製而成。

【功效】解毒止痛、散結消腫。

【主治】適用於各種癌症的治療，對癌症伴有發熱和舌紅、脈滑數等熱象者尤其適用。

【服用】1 次 3 克～67 克，1 日 1～2 次。

【規格】4.5 克／支。

(22)去甲斑蝥素片

【組成】由人工合成去甲斑蝥素製成。

【功效】消腫止痛。

【主治】適用於肝癌、胃癌、食道癌、賁門癌、宮頸癌等的治療，可穩定或縮小病灶，並能減輕疼痛感，也可用於白細胞減少症。

【服用】1 次 5 毫克～15 毫克，1 日 3 次，兒童酌減。1 個月為 1 個療程，可持續服用 3 個療程。

【規格】5 毫克／片。

(23)六神丸

【組成】由牛黃、明雄黃、珍珠、冰片、蟾蜍等中草藥配製而成。

【功效】清熱解毒、消腫散結。

【主治】適用於白血病、鼻咽癌、食道癌、賁門癌、宮頸癌、乳腺癌、舌癌、喉癌、肺癌等及咽喉腫痛、癌性發熱諸症的治療。

【服用】成人每次 5～10 粒，兒童每次 3～5 粒， 1 日 2 次。治療癌症時劑量需加大 2～4 倍。白血病患者每次 30～40 粒，1 日 3 次，最大日用量可加至 150 粒。

【規格】10 粒／支。

(24)夏枯草膏

【組成】由夏枯草、當歸、象貝母等製成。

【功效】軟堅消積、散結除塊。

【主治】可用於治療乳腺癌、甲狀腺癌、惡性淋巴瘤等惡性腫瘤，也適於治療瘰癧、乳癰腫痛、甲狀腺腫大、淋巴結結核、乳腺增生等症。

【服用】每次 9 克，1 日 2 次。

(25)喉炎丸

【組成】由硼砂、黃連、蟾蜍、牛黃、珍珠等藥物配製而成。

【功效】清熱解毒、消腫止痛。

【主治】可用於治療各種腫瘤。

【服用】口服：成人每次 0.6 克～1.5 克，1 日 2 次，兒童酌減。外用：以冷水或醋調化。

【規格】10 粒／支，3 支／盒。

(26)桂枝茯苓丸

【組成】由桂枝、茯苓、牡丹皮、芍藥、桃仁等藥物配製而成。

【功效】活血化瘀、消腫除塊。

【主治】適用於婦女血瘀引起的各種症狀，並可用於子宮肌瘤、宮頸癌、卵巢癌等婦科盆腔腫瘤的治療。

【服用】1 次 3 片，1 日 3 次。經期停止服用。一般 3 個月為 1 個療程。或遵醫囑。

【規格】 0.31 克／粒，60 粒／盒。

(27)胃復春片

【組成】由香茶菜、人參、枳殼配製而成。

【功效】健脾益氣、活血解毒。

【主治】適用於胃癌癌前期病變以及胃癌手術後的輔助治療。

【服用】1 次 4 片，1 日 3 次。宜飯前服用。一般 3 個月為 1 個療程。或遵醫囑。

【規格】60 片／瓶或 80 片／盒。

以上我們主要介紹了一些口服類治療癌症藥物，另外還有一些靜脈注射、肌肉注射及外部貼用、抹敷等的藥物，如：參麥注射液、香菇多糖注射液、如意金黃散、冰蟾膏、抗癌散結膏等，臨床也多有應用。

小叮嚀

1分鐘健身法

(1)**搓掌** 雙手心相對，兩掌上下用力搓至手心發熱。

(2)**轉頭** 頭向前後左右各轉動6周。

(3)**轉肩** 兩手搭肩，由後向前轉圓圈 6 周，再由前向後轉圓圈6周。

(4)**揉太陽穴** 兩手食指按於太陽穴處，向上轉36圈，再向下轉36圈。

(5)**搓印堂穴（兩眉中間）** 兩手中指於印堂穴處上下搓動36下。

(6)**搓迎香穴（鼻兩側）** 兩手食指沿迎香穴上下搓動36下。

・象棋輕鬆學・品冠編號 69

1.	象棋開局精要	方長勤審校	280 元
2.	象棋中局薈萃	言穆江著	280 元
3.	象棋殘局精粹	黃大昌著	280 元
4.	象棋精巧短局	石鏞、石煉編著	280 元

・生 活 廣 場・品冠編號 61

1.	366 天誕生星	李芳黛譯	280 元
2.	366 天誕生花與誕生石	李芳黛譯	280 元
3.	科學命相	淺野八郎著	220 元
4.	已知的他界科學	陳蒼杰譯	220 元
5.	開拓未來的他界科學	陳蒼杰譯	220 元
6.	世紀末變態心理犯罪檔案	沈永嘉譯	240 元
7.	366 天開運年鑑	林廷宇編著	230 元
8.	色彩學與你	野村順一著	230 元
9.	科學手相	淺野八郎著	230 元
10.	你也能成為戀愛高手	柯富陽編著	220 元
12.	動物測驗—人性現形	淺野八郎著	200 元
13.	愛情、幸福完全自測	淺野八郎著	200 元
14.	輕鬆攻佔女性	趙奕世編著	230 元
15.	解讀命運密碼	郭宗德著	200 元
16.	由客家了解亞洲	高木桂藏著	220 元

・血型系列・品冠編號 611

1.	A 血型與十二生肖	萬年青主編	180 元
2.	B 血型與十二生肖	萬年青主編	180 元
3.	0 血型與十二生肖	萬年青主編	180 元
4.	AB 血型與十二生肖	萬年青主編	180 元
5.	血型與十二星座	許淑瑛編著	230 元

・女醫師系列・品冠編號 62

1.	子宮內膜症	國府田清子著	200 元
2.	子宮肌瘤	黑島淳子著	200 元
3.	上班女性的壓力症候群	池下育子著	200 元
4.	漏尿、尿失禁	中田真木著	200 元
5.	高齡生產	大鷹美子著	200 元
6.	子宮癌	上坊敏子著	200 元
7.	避孕	早乙女智子著	200 元
8.	不孕症	中村春根著	200 元
9.	生理痛與生理不順	堀口雅子著	200 元

國家圖書館出版品預行編目資料

提升免疫力戰勝癌症 / 范曉清 主編
——初版，——臺北市，大展，2009〔民 98 . 06〕
面；21 公分 ——（健康加油站；33）
ISBN 978－957－468－689－6（平裝）
1. 癌症 2. 免疫力 3. 健康法
417.8 98005861

提升免疫力戰勝癌症

主 編／范 曉 清
責任編輯／郭 燕 春
發 行 人／蔡 森 明
出 版 者／大展出版社有限公司
社 址／台北市北投區（石牌）致遠一路 2 段 12 巷 1 號
電 話／（02）28236031 · 28236033 · 28233123
傳 眞／（02）28272069
郵政劃撥／01669551
網 址／www.dah-jaan.com.tw
E－mail ／service@dah-jaan.com.tw
登 記 證／局版臺業字第 2171 號
承 印 者／傳興印刷有限公司
裝 訂／建鑫裝訂有限公司
排 版 者／弘益電腦排版有限公司
授 權 者／北京化學工業出版社
初版 1 刷／2009 年（民 98 年）6 月
定 價／280 元

大展好書　好書大展
品嘗好書　冠群可期

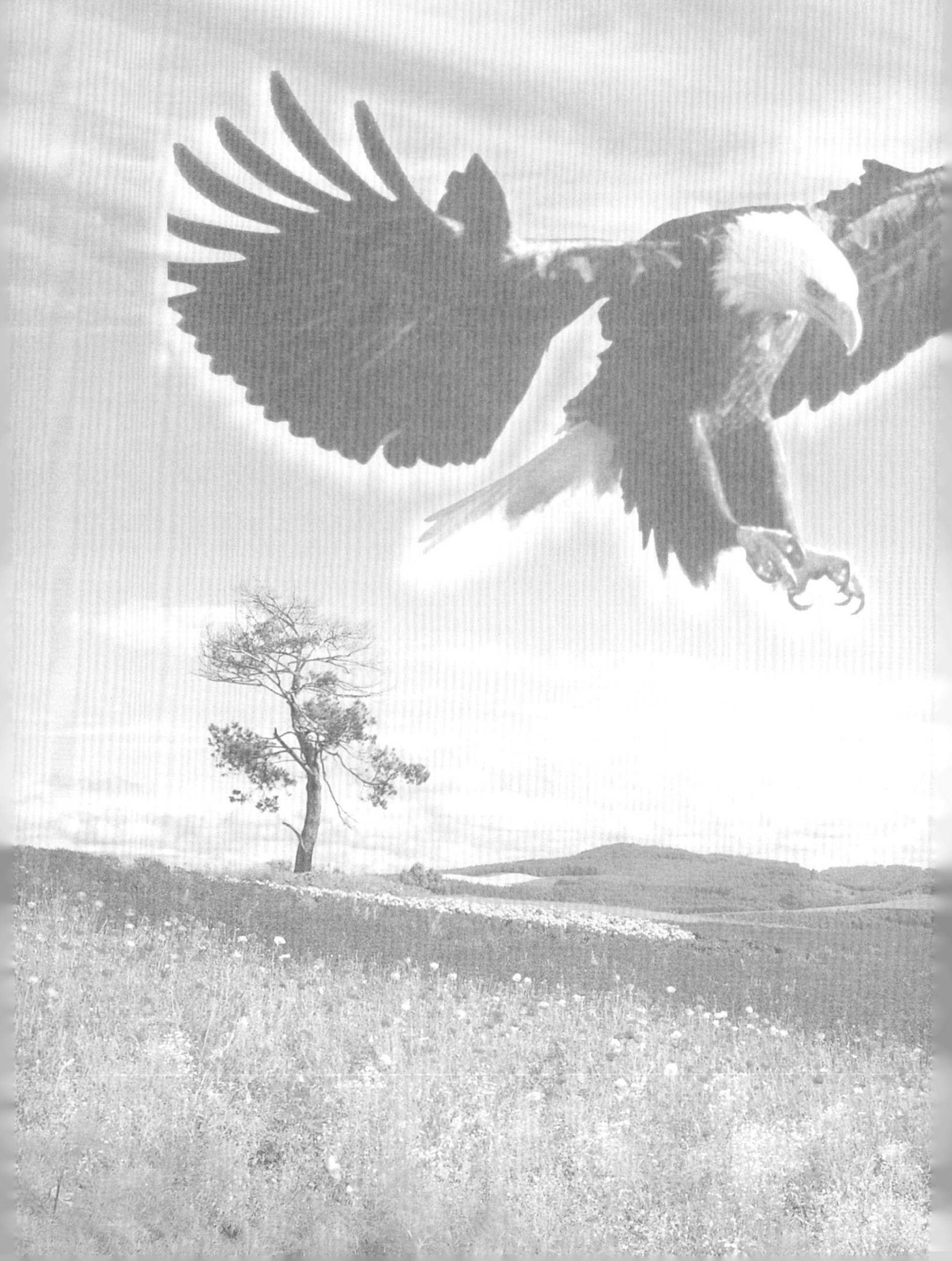

大展好書　好書大展

品嘗好書　冠群可期